AF609683

Edouard COLLARD
Docteur de l'Université de Montpellier
(Mention Pharmacie)
Préparateur de Pharmacie
à l'Ecole Supérieure de Pharmacie
de Montpellier
Licencié ès sciences physiques

Etude de l'Opium
et des
Préparations Opiacées
dans les différentes Pharmacopées

MONTPELLIER
Imprimerie Générale du Midi

Janvier 1913

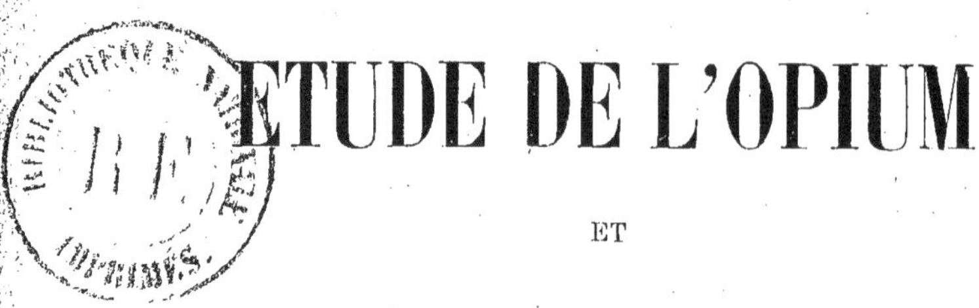

ÉTUDE DE L'OPIUM

ET

DES PRÉPARATIONS OPIACÉES

DANS LES DIFFÉRENTES PHARMACOPÉES

PAR

Edouard COLLARD

Docteur de l'Université de Montpellier
(Mention Pharmacie)
Préparateur de pharmacie
à l'Ecole supérieure de Pharmacie de Montpellier
Licencié ès sciences physiques

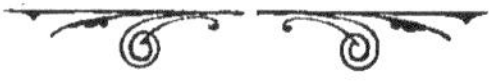

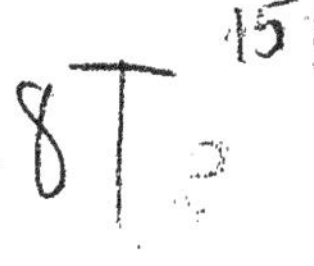

MONTPELLIER
IMPRIMERIE GÉNÉRALE DU MIDI

1913

ÉTUDE DE L'OPIUM

ET

DES PRÉPARATIONS OPIACÉES

DANS LES DIFFÉRENTES PHARMACOPÉES

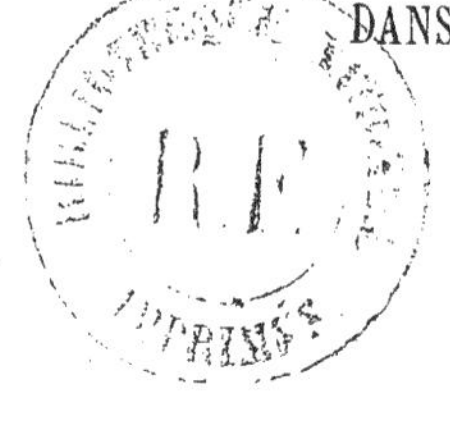

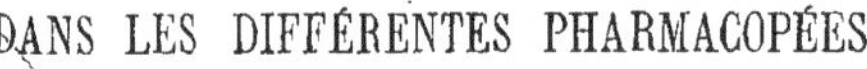

INTRODUCTION

Dans la préface de sa Pharmacopée universelle, parue en 1803 (189, p. xij), Swediaur disait que son œuvre était destinée, non aux médecins de telle ou telle région, de telle ou telle province ou nation, ou de quelque secte particulière, mais qu'elle s'adressait aux médecins érudits du monde entier. Sa Pharmacopée contient, en effet, des formules employées dans divers pays. Swediaur paraît donc être le premier qui se soit occupé de réaliser chez tous les peuples l'unité d'action des médicaments.

Son œuvre fut reprise, en 1828, par Jourdan, qui, à son tour, fit une Pharmacopée universelle (98).

L'idée émise par Swediaur fit des progrès dans le monde pharmaceutique et médical. Nous en voyons la preuve dans le compte rendu du premier Congrès international de pharmacie, tenu à Brunswick en 1865, qui nous apprend que le Congrès s'occupa de la possibilité d'unifier les formules des préparations galéniques (30).

La Commission de rédaction du Codex de 1866 (149, pp. XXXII à XXXV) aurait voulu que son œuvre devînt une Pharmacopée universelle. Elle tenta de réaliser, au moins en partie, l'unification recherchée, « en préparant l'assimilation des formulaires pharmaceutiques des pays en communications habituelles avec la France ».

L'idée ébauchée au Congrès de Brunswick fut poursuivie avec persévérance par les Congrès internationaux ultérieurs.

Celui de Paris, tenu en 1867 (31), ne pouvait moins faire que de l'étudier, puisque le Codex français, qui venait de paraître, avait fait faire un premier pas officiel à la question. Il propose l'adoption de la langue latine et l'emploi du système métrique.

Le troisième Congrès international de pharmacie eut lieu à Vienne, en 1869. Comme les Congrès précédents, il s'occupe (32) de la Pharmacopée universelle.

A leur tour, les médecins mirent la question à l'ordre du jour de leurs réunions ; et le Congrès médical international, tenu à Vienne en 1873, « reconnaît la nécessité d'une Pharmacopée internationale, devant contenir les médicaments les plus essentiels, avec la description précise de leur qualité et de leur préparation ». Ils affirmèrent la même idée dans les Congrès internationaux des sciences médicales, qui eurent lieu à Bruxelles en 1875, et à Genève en 1877 (5, pp. 377, 379 et 383).

Le quatrième Congrès international de pharmacie se réunit à Saint-Pétersbourg, en 1874. Un projet, envoyé à ce Congrès par la Société de pharmacie de Paris, reçut un accueil très sympathique, et un Comité fut nommé pour l'étudier spécialement (33). Le rapport de ce Comité ne fut jamais déposé.

Au cinquième Congrès international de pharmacie (Londres, 1881), deux rapports furent présentés sur l'utilité d'une Pharmacopée universelle. L'auteur de l'un de ces rapports était Dittrich, qui avait présidé le Congrès de Brunswick : ce simple fait prouve que, dans la période qui sépare le premier et le cinquième Congrès international de pharmacie, c'est-à-dire pendant quinze ans, le projet primitif n'avait pas été perdu de vue. En outre de ces deux rapports, le Congres de Londres entendit sept communications sur l'uniformisation des préparations pharmaceutiques officielles contenant des drogues héroïques. Comme conclusion, un Comité international fut nommé, avec mission de préparer l'unification des formules des médicaments héroïques (34).

Le président de ce Comité, von Waldheim, présenta, au sixième Congrès international de pharmacie (Bruxelles, 1885), le projet arrêté par ses collègues et lui (35) ; mais le Congrès ne put discuter le travail de ce Comité, qui avait étudié près de trois cents médicaments simples ou composés. Aussi, la question fut-elle examinée par le Congrès international suivant (Chicago, 1893), qui nomma un Comité permanent, composé de trois membres, chargé de préparer une Pharmacopée internationale des remèdes puissants. L'Association pharmaceutique américaine mit 25.000 francs à la disposition de ce Comité (36).

Malgré ces subsides, malgré un voyage fait spécialement en Europe par M. le professeur Remington, la Commission ne put terminer ses travaux. Il n'est donc pas étonnant que les Congrès internationaux de Bruxelles (1897) et de Paris (1900) aient encore entendu des rapports sur l'utilité d'une Pharmacopée internationale et sur l'unification des méthodes de dosage à employer dans tous les pays (37, 38).

Entre temps, Hirsh (1887) publia sa Pharmacopée universelle (93).

Sur la proposition de M. Rommelaere (29, p. 100), formulée le 29 octobre 1898, « l'Académie royale de médecine de Belgique demanda au Gouvernement belge d'entreprendre des négociations avec les Gouvernements étrangers en vue d'élaborer une Pharmacopée internationale ».

Le Gouvernement belge approuva ce vœu, le transmit aux autres Gouvernements et reçut l'adhésion de dix-huit puissances.

Les délégués chargés de représenter la Belgique élaborèrent alors le programme de la Conférence. Ils publièrent un tableau synoptique des principaux médicaments héroïques d'un usage international et présentèrent des propositions aux représentants des autres nations. A leur tour, ceux-ci exposèrent leurs idées. Enfin, le 15 septembre 1902, se réunissait la *Conférence internationale pour l'unification de la formule des médicaments héroïques*, à laquelle la France avait délégué MM. Bourquelot, Gariel, Pouchet et Yvon.

Les délibérations de cette Conférence aboutirent à l'adoption d'un avant-projet d'arrangement, que les délégués s'engagèrent à recommander le plus tôt possible à l'approbation de leurs Gouvernements respectifs (29, pp. 143 à 151).

Les différentes Pharmacopées parues depuis cette époque tiennent plus ou moins compte des prescriptions de la Conférence internationale ; l'œuvre commencée par leurs auteurs a besoin cependant d'être complétée.

Lors du dixième Congrès international de pharmacie (Bruxelles, 1910), Schamelhout (183) montra combien variaient les titres trouvés pour un même produit, lorsque l'on suivait les méthodes d'essai prescrites par les différentes Pharmacopées. Le Congrès émit un vœu en faveur de l'unification des méthodes d'analyse des médicaments héroïques (39, pp. 217 à 229).

Depuis ce Congrès, quelques travaux ont été publiés sur le même sujet. Il convient de citer en particulier celui de Wilbert (196), montrant l'utilité qu'il y aurait à se conformer, dans la rédaction de toutes les pharmacopées de l'Amérique, aux exemples donnés par l'Europe et à obéir aux décisions de la Conférence de Bruxelles.

Tout récemment, au Congrès international de chimie appliquée, tenu à Washington et à New-York en septembre dernier, la section de chimie pharmaceutique a étudié la question de l'uniformisation des drogues héroïques et celle des moyens de la déterminer (200).

S'il est un médicament qui ait principalement suscité toutes les études ayant abouti aux vœux de la Conférence de Bruxelles, c'est l'opium.

En 1910, j'ai entrepris une étude sur le laudanum de Sydenham du Codex français (28) ; j'ai étendu cette étude aux préparations opiacées existant dans les Pharmacopées parues depuis 1902, ainsi qu'aux modes de dosage de la morphine qui y sont prescrits, et j'ai indiqué sommairement mes résultats aux Congrès de l'Association française pour l'avancement des sciences tenus en 1911 et en 1912 ; j'ai même cru utile de ne pas me limiter aux Pharmacopées qui ont été publiées depuis 1902, quoi qu'il y en ait douze ; il m'a paru que la Pharmacopée britannique, l'une des plus importantes du monde, ne devait pas, bien qu'elle date de 1898, être omise de ce travail d'ensemble.

Dans des travaux antérieurs, j'avais étudié des opiums de provenances diverses, mais toutes les opérations détaillées ci-après ont été effectuées sur un lot unique d'opium, qui a été pulvérisé, rendu aussi homogène que possible et desséché à 60°.

Pour chacun des produits étudiés, j'ai fait les déterminations prescrites par chacune des Pharmacopées, en les complétant, au besoin, par d'autres déterminations.

Tous les titres en morphine indiqués sont des moyennes de deux analyses au moins.

Du fait qu'une drogue contient un principe plus important ou en plus grande quantité que d'autres, il ne résulte pas que l'ensemble des principes y existe dans une proportion fixe ; parfois même certains d'entre eux peuvent ne pas s'y trouver. Un exemple typique en a été fourni par L. Van Itallie et Kerbosch (96), qui, ayant étudié dix-neuf échantillons d'opium, ont constaté que quatre d'entre eux ne contenaient pas de papavérine.

L'action d'une drogue n'est pas due nécessairement à des alcaloïdes. C'est ainsi que Wolfgang, Weichard et Hadtlinger (197) sont allés jusqu'à attribuer à une toxine le pouvoir soporifique de l'opium. Le dosage de l'alcaloïde principal reste, néanmoins, vu les difficultés et le peu de certitude que présente la détermination de produits mal connus ou n'existant qu'en très faible proportion, l'un des bons critériums de la valeur d'un médicament galénique.

Mais vouloir s'en tenir, par exemple, au titre d'un opium en morphine, c'est favoriser la mise en vente des opiums manipulés, c'est-à-dire, non du suc épaissi du *papaver somniferum album*, mais d'une pâte réglée à un titre déterminé. A de rares exceptions près, les opiums à titre faible sont des opiums manipulés (Guigues, 86 ; Masson, 126).

A côté de ces opiums simplement travaillés, on signale des produits prouvant que des fraudes importantes se pratiquent parfois : produit de nature bizarre contenant seulement des traces de morphine (Carles, 24) ; addition d'amidon et de sulfate de strontium, ce dernier corps faussant le dosage de la morphine lorsqu'il est effectué par le procédé de la Pharmacopée des Etats-Unis (Kebler et La Wall, 100) ; addition de résine (Martin, 125) ; vente sous le nom d'opium d'un extrait de qualité douteuse (Dieterich, 51).

Il est donc nécessaire, lorsqu'on veut déterminer la valeur réelle d'un opium, non seulement d'y doser la morphine, mais aussi de vérifier ses autres caractères ; ceux-ci varient suivant les diverses sortes d'opium, comme on le voit dans les ouvrages spéciaux sur la matière (Planchon, 169).

Je n'ai pas voulu faire une étude pharmacologique de l'opium ; mon travail est limité à un sujet déterminé ; mais je crois utile, en me plaçant au point de vue pharmaceutique et en considérant aussi le côté médical de la question, de répéter, après beaucoup d'autres, que le médicament galénique est complexe, que chacune des substances y existant doit être envisagée, et qu'on ne saurait remplacer, sans une étude approfondie, une préparation de la pharmacie galénique par ce qu'on a appelé le principe actif.

Je dois adresser des remerciements à M. le professeur Jadin, qui m'admit dans son laboratoire dès mon arrivée à l'Ecole de pharmacie, et voulut bien m'encourager dans le travail entrepris, ce qui m'a permis de le mener à bien. M. le professeur Astruc, à côté de qui j'ai également travaillé, ne m'a jamais ménagé ses conseils : je l'en remercie. L'un et l'autre savent bien mes sentiments à leur égard.

CHAPITRE PREMIER

Opium et poudre d'opium

Première Partie. — OPIUM

L'emploi de l'opium comme médicament paraît remonter à la plus haute antiquité. On lit dans Ovide que Cérès, en rendant le sommeil à Triptolène, enseigna aux hommes les propriétés du pavot.

Dans l'*Iliade*, Homère cite le pavot ou μήκων.

Le suc retiré du pavot fut connu sous le nom de μηκωνιον; mais c'est Dioscoride (52), qui, le premier, différencia le μηκωνιον, ou suc exprimé des capsules et des feuilles du pavot, de l'οπος, ou suc retiré par incision des capsules. En donnant à ce dernier produit le nom même qui veut dire *suc*, Dioscoride montre qu'il le considère comme le plus important des sucs végétaux. Il décrit ainsi la préparation de l'οπος : « On le recueille en faisant des entailles avec un couteau au sommet du pavot ; la blessure ne doit pas aller à l'intérieur de la capsule ; le suc écoulé est trituré et on fait des pains ».

Dioscoride signale la fraude de ce produit par la gomme, le suc de glaucium et celui de laitue champêtre. Il indique les caractères d'un bon opium : il doit être lourd, d'odeur portant à la tête, de goût amer, sans grumeaux ; il doit se dissoudre facilement dans l'eau, fondre au soleil, brûler avec une flamme claire.

Pline (170) donne à peu près les mêmes renseignements sur l'opium et le méconium ; il cite ses qualités et ses défauts : « Pris à trop haute dose, il conduit à la mort par le sommeil », et certains médecins le condamnent parce qu'il rend aveugle.

Malgré les défauts qu'on lui attribue, l'opium a une vogue croissante ; les Arabes le répandent de tous côtés.

L'Egypte fut renommée de bonne heure pour la qualité de son opium ; le meilleur venait de Thèbes, d'où le nom de Thébaïque que l'on retrouve encore appliqué à l'extrait et au sirop.

Il n'est pas de traité de pharmacie qui n'en fasse mention.

Nicolaus Prœpositus, en 1505 (135, fo. ix), dit que l'opium peut se conserver vingt ans sans présenter d'altération sensible ; il signale la fraude de ce produit par le suc de laitue et la gomme.

Dusseau, en 1561 (61, p. 32), donne le mode de récolte et de préparation.

Pierre Belon (14), qui a visité les pays de production, indique, dès 1588, qu'on pourrait faire de l'opium en Europe. « Qui voudroit cultiver le Pauot en Europe, France, Alemagne, ou Italie, nous croyons qu'on en pourroit aussi bien faire, comme en Asie, moyennant qu'on print la peine de le recueillir ainsi qu'il faut. Car le climat de Natolie est aussi froid que celuy de France ». Il présente l'opium comme étant « de couleur jaune tirant sur le poil de Lyon, ramassé en une masse comme vn tas de petits grains de diuerses couleurs. Car en amassant ledit Opium les grains ont esté recueillis dessus les testes du Pauot, lesquelz amassez ensemble s'entretiennent en vn tourteau ». Il a vu un génissaire en manger un drachme en une seule fois.

Cet auteur signale que la drogue est fraudée.

L'habitude de manger de l'opium se répandit de bonne heure en Europe, puisque du Renou, en 1624 (176, p. 24, et 177, p. 30), dit avoir vu, à Nemours, une femme qui, tous les jours, prenait sans danger un demi-drachme d'opium.

Du Renou cite plusieurs qualités d'opium, entre autres une venant de Cambaia et obtenue avec « vne certaine sorte de grand pauot que les gens du pays appellent *carcax*, qui a vne chacune de ses testes aussi grosses qu'un œuf d'Austruche (176, p. 485, et 177, p. 379) ».

Il estime que l'opium est à la fois froid et chaud, mais « sa chaleur est fort légère et petite au respect de sa froideur ».

Dans les ouvrages qui ont précédé celui de du Renou (Dusseau, 61, p. 147 ; Joubert, 97, pp. 155 et 158), nous voyons que les opiats sont des produits tirant leur nom de l'opium qui entre dans leur composition. Mais le mot opiat avait déjà perdu, au début du XVIIe siècle, sa véritable signification, puisque du Renou écrit (176, p. 186): « Or on n'ordonne pas seulement les opiates pour prouoquer à dormir : (encore qu'elles ayent tiré leur nom de l'*opium* qui est somnifère) mais aussi pour purger, pour fortifier ou pour altérer la nature en quelqu'autre façon que ce soit ».

Ranchin (173) constate que, de son temps, 1624, l'opium retiré par incision des têtes de pavot n'est plus en usage, parce qu'il est d'un prix trop élevé ; on le remplace par le méconium, qui est préparé en pilant la plante entière et en passant seulement sur un tamis, ou, système que préfère cet auteur, en recueillant, par expression, le suc obtenu après contusion, le laissant cailler et convertir en une substance épaisse, qui est le vrai méconium.

Dans la première édition de son *Cours de chymie*, Lémery (1675, 108, p. 457) dit que les habitants des pays de production retiennent le bon opium pour leur usage et envoient au dehors le méconium ; cet auteur change ensuite d'avis : on lit, en effet, dans une des éditions ultérieures du *Cours de chymie* (109, p. 757) : « Ayant été informé plus particulièrement à ce sujet, par plusieurs Voyageurs, il m'a paru que l'opium en larme n'était qu'une chimere, car il ne s'en trouve en aucun endroit, soit qu'on ait été sur les lieux où l'on dit qu'il est produit, soit qu'on l'ait recherché chez les Curieux ». L'opium vu chez les Turcs, même chez les grands seigneurs, ne diffère pas de celui vu en Europe, et les marchands turcs n'ont pas de cet opium en larmes ; aussi Lémery ajoute-t-il : « Je crois donc qu'il ne se trouve point d'autre opium que le méconium dont j'ai parlé ».

Lémery indique la possibilité d'obtenir du méconium en Italie, en Languedoc et en Provence, « mais il sera plus faible que l'autre ».

La discussion sur la fraîcheur ou la chaleur de l'opium paraît ne pas diminuer d'importance, puisque Hoffmann (163, p. 521), en 1687, après avoir exposé les arguments des partisans de chacune des opinions, conclut qu'il vaut mieux « le dire chaud, son pouvoir narcotique ne s'y opposant pas, car celui-ci vient non de la frigidité, mais d'une qualité cachée ».

Pour de Meuve (128, p. 447), en 1689, au contraire, l'opium fait dormir parce qu'il est froid au 4e degré.

Ce dernier auteur indique le moyen de reconnaître la falsification de l'opium par le glaucium : la liqueur dans laquelle on dissout le produit devient alors jaune, comme si elle avait teinte de safran.

En 1688, Robert Boyle obtient (d'après Pouchet, 172, p. 444) ce qu'il appela *Magisterium Opii*. Il avait remarqué qu'en ajoutant à une solution alcoolique d'extrait thébaïque une certaine quantité de cendres végétales, on obtenait un produit plus actif que le produit primitif.

Les auteurs précédents indiquaient que l'opium est fourni par le pavot noir. Le premier, Boyer, en 1758 (20, p. lxxxvij), lui attribue une autre origine : le pavot blanc.

La Pharmacopœa Wirtenbergica, 1760 (164, pp. 120-121

fournit des détails très précis sur la récolte et la préparation de l'opium, ainsi que sur les caractères d'un bon produit ; elle mentionne que le nom de *Poust* est donné par les indigènes de l'Asie Mineure au produit connu en Europe sous le nom de méconium.

Baumé (12, p. 298, et 13, p. 292) étudie avec soin l'opium et ses préparations ; il obtient, en 1777, en partant de la drogue, un corps cristallisé, sur les propriétés duquel il n'insiste pas. Il faisait digérer l'opium dans de l'eau pendant six mois, il filtrait ensuite la liqueur ; « si, dit-il, on la fait réduire à une pinte (Baumé traitait quatre livres d'opium par quinze pintes d'eau) par l'évaporation, elle fournit, par le refroidissement, du jour au lendemain, une assez grande quantité de sel salino-terreux, légèrement roux, qui est figuré à peu près comme le sel sédatif, et dans lequel se trouvent des crystaux en petites aiguilles (on peut le nommer *sel essentiel* d'opium) : je n'ai retiré qu'un gros de ce sel, de quatre livres d'opium, quoique j'eusse pu en tirer davantage ». Le corps obtenu par Baumé doit être la narcotine, qui se dépose quand on concentre une solution aqueuse d'opium.

Bien que ses travaux aient eu une certaine autorité, Rivet (178, p. 113), en 1803, ne nous apprend rien de nouveau sur les caractères et les qualités de l'opium.

L'opium s'emploie de plus en plus, quoique, d'après Swediaur (189, p. xj), il ait, en 1803, une si mauvaise réputation dans certaines parties de l'Europe, que son nom même est en horreur aux malades ; pour éviter cette répugnance, il donne au sirop d'opium le nom de « Syrupus sedativus sive Hypnoticus ».

A partir de cette époque, l'étude de l'opium va se faire d'une manière différente.

Non content de s'instruire sur les lieux de production, sur les méthodes employées pour la récolte du suc et la préparation de l'opium, on essaie de produire cette drogue en Europe.

Longtemps, on crut que cet opium indigène était moins actif ou n'avait aucune des propriétés de l'opium venant de l'Asie ou de l'Egypte ; c'est ainsi que Caventou (26, p. 197), en 1819, ne put y découvrir la présence de la morphine.

Acarie (d'après Pouchet, 172, p. 437), pharmacien à Valence (Drôme), prépare, en 1800, une certaine quantité d'opium au moyen de suc de pavots indigènes ; mais c'est Aubergier, pharmacien à Clermont-Ferrand (8), qui fait la première étude systématique de l'opium indigène, qu'il nomme Affium, nom arabe de l'opium. Decharme, 1854 (44), Roux, 1855 (179) s'en occupent également. Guibourt, 1862 (85), après de nombreux dosages, effectués sur divers échantillons, constate que l'opium récolté en France vaut les meilleures sortes d'opium exotique. Parmi les travaux qui ont paru ultérieurement, il convient de citer ceux de Mac Donald, 1896 (117), Thoms, 1907 (193), Muschinski, 1911 (134), Mitlacher et Wasicky, 1911 (129).

En 1803, Derosne obtient de son côté la narcotine (45), à laquelle il donna le nom de *sel d'opium* et que l'on appela longtemps sel de Derosne ; en 1804, Seguin retire une substance capable de verdir le sirop de violettes, se séparant sous l'influence des alcalis ajoutés à la solution d'opium, et formant des sels se combinant avec les acides ; Seguin reconnaît l'existence d'un acide, qu'il nomme *acide de l'opium*.

Peu après, Sertuerner, pharmacien à Eimbeck (Hanovre), isole mieux les deux corps trouvés par Seguin ; il leur donne les noms de *morphine* et d'*acide méconique*. Son premier mémoire passa presque complètement inaperçu, mais il n'en fut pas de même du second, paru en 1817 (185).

Les recherches sur les alcalis végétaux se poursuivent alors avec une grande activité ; on retire successivement de l'opium la codéine (Robiquet, 1832), la narcéine (Pelletier, 1832), la thébaïne (Thibouméry, 1835), la papavérine (Merck, 1848).

La présence de la morphine dans l'opium était à peine reconnue que l'on s'occupa de déterminer la proportion dans laquelle elle s'y trouvait.

Dès 1828, Guillermond (87), pharmacien à Lyon, indique un procédé de dosage : précipitation par l'ammoniaque d'une teinture d'opium obtenue au moyen de l'alcool à 30°.

Le procédé de Guillermond fut le point de départ d'un grand nombre d'études sur la question, dans le but d'obtenir une méthode de dosage plus rapide ou plus exacte.

L'exposé de tous les procédés préconisés serait fort long et fastidieux, la plupart des auteurs n'ayant apporté que des modifications insignifiantes à la méthode de Guillermond ou à d'autres plus importantes que je citerai ; on peut consulter à ce sujet l'article de Franke (74).

Les méthodes de dosage devenant plus précises, les Pharmacopées officielles stipulèrent la teneur en morphine que devait posséder un opium officinal. C'est ainsi que le Codex de 1866 (149, p. 70) indique un titre de 10 % quand l'opium est mou et un titre de 11-12 % quand il est durci à l'air.

En 1868, Hager (88) traite l'opium par l'eau et la chaux au bain-marie ; à une portion de la liqueur filtrée, il ajoute un peu de benzine, de l'éther et du chlorure d'ammonium : celui-ci, décomposé par la chaux, fournit de l'ammoniaque, qui précipite la morphine. Le procédé à la chaux est devenu, après diverses modifications, celui qui est employé par le Codex français et diverses Pharmacopées.

La British Pharmacopœia, édition de 1874 (145, p. 229) emploie aussi un procédé à la chaux, mais qui se différencie du précédent. Elle fait agir la chaux sur une solution aqueuse d'opium ; après filtration, on traite par l'acide chlorhydrique dilué ; on concentre et on neutralise ; après une nouvelle filtration, le liquide obtenu est traité par l'ammoniaque, qui précipite la morphine.

Flückiger, en 1879 (72), traite l'opium par une quantité déterminée d'eau froide, prend une partie fixe de cette solution, y ajoute de l'alcool, de l'éther et de l'ammoniaque ; l'éther a pour but d'empêcher la formation d'un précipité amorphe, volumineux, qui est loin d'être constitué simplement par de la morphine.

Teschemacher et Denham Smith, en 1888 (191), épuisent complètement l'opium par l'eau tiède ; après concentration des liqueurs, ils les traitent d'une façon semblable à celle indiquée par Flückiger. Le procédé de dosage de la Pharmacopée des Etats-Unis dérive de celui de Teschemacher et Denham Smith.

Aslanoglou, 1903 (7), lui aussi, épuise l'opium par l'eau, mais la précipitation par l'ammoniaque est effectuée en présence d'alcool seul.

En 1886, Dieterich (48) indique son procédé, connu surtout sous le nom de *Méthode d'Helfenberg* : on prépare une solution aqueuse d'opium ; les alcaloïdes autres que la morphine sont précipités par l'addition d'une petite quantité d'ammoniaque ; après filtration, on précipite la morphine par l'ammoniaque, en présence d'éther. Peu après, 1890 (49), il modifie son procédé en le rendant plus rapide et en effectuant la précipitation en présence d'éther acétique au lieu d'éther sulfurique. — Cette méthode est très employée aujourd'hui, en particulier par la Pharmacopée belge ; les modifications qu'on y a apportées sont de peu d'importance.

Looff, 1896 (114), conseille de déféquer la solution aqueuse d'opium par le salicylate de soude. Sa méthode, qu'avait préconisée Léger (107) et que la Pharmacopée allemande (édit. IV) avait prescrite, n'est plus officielle.

Von Perger, en 1884 (143), propose d'épuiser l'opium par l'eau bouillante en présence de baryte, de traiter par CO^2, d'évaporer à sec, d'épuiser le résidu par l'alcool absolu bouillant ; après distillation de l'alcool, de redissoudre le résidu dans un peu d'eau et de précipiter par l'ammoniaque à froid.

Montemartini et Trasciati, 1897 (133), emploient le même procédé, mais ils remplacent la baryte agissant à chaud par le chlorure de sodium agissant à froid. Leur procédé a été rendu officiel par la Pharmacopée italienne.

A côté de ces méthodes, il en est d'autres qui, bien que n'ayant reçu aucune consécration officielle, doivent être rappelées.

L. Van Itallie, 1895 (95), fait passer les alcaloïdes en solution sulfurique ; cette solution est traitée par l'ammoniaque ; les alcaloïdes ainsi précipités sont dissous dans un mélange éthéro-chloroformique ; après distillation, le résidu est dissous dans l'alcool et l'on termine par un dosage volumétrique.

Gordin et Prescott, 1898 (79), libèrent les alcaloïdes par l'action de l'ammoniaque ; les alcaloïdes autres que l'opium sont dissous par le benzol, la morphine par l'alcool amylique ou l'acétone ; par évaporation, le solvant laisse la morphine, qui est dosée à l'état de periodure. Pour dissoudre la morphine, les mêmes auteurs ont ensuite remplacé l'alcool amylique et l'acétone par un mélange éther-chloroforme (80), puis par le chloroforme agissant à chaud (81).

Grandval et Lajoux, 1897 (82), épuisent l'opium par l'eau ; la précipitation de la morphine est effectuée par l'ammoniaque en présence d'alcool.

Reichard, 1900 (174, 175), propose une méthode différente, basée sur le pouvoir réducteur de la morphine : une molécule de morphine réduit deux molécules de nitrate d'argent, en libérant deux atomes d'argent. Schidrowitz (184) et Heyl (91) ont montré que ce procédé ne pouvait s'appliquer au titrage d'un opium, ni même à celui d'une solution de morphine.

Le réactif général des alcaloïdes — iodure double de mercure et de potassium — a été préconisé par de nombreux auteurs. Heikel, 1908 (89), a montré que les résultats obtenus manquent d'exactitude.

Je n'ai cité que les principales méthodes proposées. Des études comparatives de divers modes de dosage, de leur exactitude, ont été faites souvent ; les principaux travaux publiés en France ont pour auteurs Cannepin et Van Eijk (23), Debourdeaux (42, 43), Devaux (46), A. et Albert Petit (144), Picard (168).

La Conférence de Bruxelles ne put étudier le dosage de l'opium. Elle se borna à dire, relativement à la poudre d'opium :

Opii pulvis seu Pulvis Opii

Prescriptions adoptées :

Poudre desséchée à 60°. Teneur en morphine : 10 p. c.

Marcelet et Mme Marcelet (124) ont indiqué que la poudre d'opium maintenue à 60° perd de l'eau pendant cinq jours. J'ai constaté qu'au bout de 24 heures de séjour à l'étuve à 60°, la majeure partie de l'eau contenue dans l'opium est évaporée, et que, quelle que soit la durée pendant laquelle une poudre d'opium reste à une température de 60°, elle retient de l'eau ; lorsque cette poudre, ainsi desséchée à 60°, est portée à 100°, elle perd 2.18 % de son poids. Ce chiffre, qu'il m'a été nécessaire de déterminer pour calculer les titres des poudres d'opium d'après les données des Pharmacopées de l'Autriche et des Etats-Unis, est inférieur à celui indiqué par Yvon (201, p. 338), qui dit que « la poudre d'opium desséchée à 60° renferme environ 3 % d'eau qu'elle perd à 100° ».

André et Leulier (4) proposent la dessiccation à 100°, mais les drogues sont altérables par la chaleur et il est préférable de les amener par une faible élévation de température, lorsque c'est nécessaire, à un état fixé d'avance et pouvant être facilement atteint. Ceci est surtout vrai pour l'opium, Marinucci (198) ayant attiré l'attention sur ce fait que l'opium et la morphine perdent leur activité sous l'influence de la chaleur. J'estime, du reste, que, d'une manière générale, Van Helmont (d'après Pouchet, 171), a raison de dire que « on ne saurait trop respecter l'état naturel des simples quand il s'agit de leur donner une forme pharmaceutique ».

Deuxième Partie. — ESSAI DE L'OPIUM

A l'exception de deux procédés, tous ceux prescrits par les Pharmacopées officielles pour le dosage de la morphine dans l'opium peuvent être divisés en deux grands groupes. Dans l'un de ces groupes, l'opium est traité par l'eau en présence de chaux ; dans l'autre, l'épuisement de l'opium a lieu par l'eau seule.

On peut subdiviser ces groupes suivant que la morphine est estimée par une méthode pondérale ou une méthode volumétrique.

Procédés a la chaux

Ce sont les procédés indiqués par les Pharmacopées anglaise, espagnole, française et néerlandaise.

Dans les Pharmacopées de France et d'Espagne, la morphine est pesée après dessiccation ; dans les deux autres, elle est dosée volumétriquement.

Codex français. — P. 439.

Dosage de la morphine. — Prélevez un échantillon moyen d'opium du poids de 15 à 20 grammes. Coupez cet opium en tranches minces et faites-le sécher à l'étuve à la température de + 60°. Réduisez-le en poudre en suivant les indications mentionnées pour la poudre d'opium.

Prenez 7.500 grammes de poudre d'opium séchée à + 60° et 3 grammes de chaux éteinte finement pulvérisée ; mélangez les deux poudres au mortier, ajoutez 25 cc. d'eau distillée et formez avec le tout une bouillie homogène ; ajoutez ensuite, en deux fois, 50 cc. d'eau distillée. Introduisez le mélange dans un flacon de 125 cc., bouchant à l'émeri, agitez *sans secouer*, de façon à éviter la mousse.

Après deux heures, pendant lesquelles vous agiterez fréquemment, jetez le tout sur un filtre plissé, formé d'un disque de papier de 14 centimètres de diamètre, filtre placé dans un entonnoir recouvert d'une plaque de verre et disposé au-dessus d'une éprouvette à pied.

Quand tout le liquide se sera écoulé, prélevez-en exactement 52 cc. que vous introduirez dans un vase à précipiter de 125 cc., dont l'ouverture rodée pourra être recouverte *entièrement* par un disque de verre également rodé ; ajoutez 15 cc. d'éther officinal ; agitez avec une baguette de verre, de façon à saturer le liquide d'éther. Ajoutez 1 gramme de chlorure d'ammonium pur et, après dissolution, agitez en frottant les parois du vase à l'aide d'une baguette. Quand il se sera formé un notable précipité cristallin de morphine, retirez la baguette, couvrez le vase et abandonnez au repos pendant vingt-quatre heures, après lesquelles la morphine se sera déposée.

Dans un entonnoir de 5 centimètres de diamètre, placez l'un dans l'autre deux filtres exactement de même poids, filtres formés de disques de papier pliés en quatre et disposés de façon à ce que la surface du filtre intérieur, où le papier est triple, se superpose à la surface du filtre extérieur, où le papier est simple. Mouillez régulièrement l'ensemble des deux papiers avec de l'eau distillée. Décantez sur ce filtre, préalablement desséché, d'abord l'éther ; ajoutez au liquide resté dans le vase à précipiter 15 autres cc. d'éther ; agitez, laissez déposer. Décantez sur le filtre ce nouvel éther, puis le liquide aqueux jaune brun presque limpide.

Versez, sur les cristaux de morphine restés dans le vase à précipiter, 8 cc. d'eau saturée à la fois de morphine et d'éther ; agitez et jetez le tout sur le filtre. Recueillez à part le liquide provenant de cette seconde filtration. En le versant à nouveau dans le vase à précipiter et en agitant, vous ferez passer toute la morphine sur le filtre. Lavez à l'eau morphinée et éthérée jusqu'à ce que l'eau de lavage cesse de troubler la solution acide d'azotate d'argent.

Portez l'entonnoir, muni des deux filtres, dans une étuve chauffée à +100°. Quand la dessiccation sera complète, ce qui demande environ deux heures, lavez les cristaux, après refroidissement, à trois reprises, avec, chaque fois, 8 cc. de benzine. Reportez l'entonnoir et les filtres dans l'étuve à +100°. Après dessiccation complète, laissez refroidir dans l'exsiccateur ; séparez le filtre intérieur du filtre extérieur et pesez en vous servant de ce dernier pour équilibrer le premier, qui contient la morphine.

Vous devez obtenir au moins 0.500 gramme et au plus 0.550 gramme de morphine, correspondant à une teneur de 10 à 11 p. 100 de l'opium desséché à +60°.

Le procédé du Codex n'offre pas de grandes difficultés ; en opérant avec soin, on obtient des résultats concordants et exacts.

Avant de filtrer le liquide contenant la chaux, il est bon de laisser celle-ci se déposer au fond du flacon, car elle ralentit la filtration en colmatant le filtre et, le liquide filtré restant plus longtemps au contact de l'air, il se forme du carbonate de chaux qui fausse les résultats. Ceci est général pour tous les procédés à la chaux.

Une autre remarque est générale et s'applique à tous les procédés de dosage : Il faut employer des filtres ayant les dimensions indiquées par la Pharmacopée. En effet, des filtres plus grands absorberaient trop de liquide et, avec certains opiums, il serait impossible de recueillir les quantités voulues de filtrat.

Lorsque, après l'addition d'éther et de chlorure d'ammonium, on frotte les parois du verre avec un agitateur, on assiste à une précipitation instantanée de la morphine aux points frottés, analogue à celle qui se produit dans la précipitation du phosphate ammoniaco-magnésien.

De l'éther s'évapore toujours pendant la précipitation de la morphine. Avec un vase à bords rodés bien fait et un couvercle bien rodé, la perte d'éther n'est pas telle que le liquide ne reste pas saturé d'éther, ce qui est suffisant.

Il faut bien laisser se séparer la couche éthérée ; lorsqu'on l'a décantée, il faut laisser les filtres se dessécher. Le temps ainsi perdu est largement compensé par la rapidité plus grande de la filtration.

Le lavage par la benzine a pour but de dissoudre la narcotine : 100 parties de benzine dissolvent 4 parties 416 de narcotine (Dupuy, 60), tandis qu'il faut 3.450 parties de benzine pour en dissoudre une de morphine (Codex 1908, 151, p. 423).

Il faut éviter de dépasser 100° pendant la dessiccation ; celle-ci, d'ailleurs, demande relativement peu de temps, l'évaporation d'un liquide aqueux saturé d'éther, puis de benzine, étant rapide à 100°.

La morphine obtenue est de la morphine cristallisée contenant une molécule d'eau ; son poids moléculaire est 303. Si la dessiccation se fait à 110°, la morphine devient anhydre et a un poids moléculaire de 285. La morphine cristallisée perd donc à 110° 5.94 % de son poids ; 100 grammes de morphine cristallisée, à une molécule d'eau, correspondent donc à 94 gr. 06 de morphine anhydre. — J'ai plusieurs fois desséché à 110° la morphine préalablement desséchée à 100° ; j'ai toujours constaté que la perte était très voisine du chiffre théorique (5.94 %) ; Farr et Wright (70), en étudiant le procédé anglais, ont obtenu les mêmes résultats ; de son côté, de Bournonville (18) a fait les mêmes constatations sur de la morphine obtenue par le procédé belge.

Le titre trouvé par le procédé français est de 14,80 %.

La morphine ainsi obtenue se présente sous la forme d'une

poudre amorphe ayant la couleur n° 113 du Code des couleurs (*).

Carles (25) a indiqué une modification du procédé français. Sa méthode ne me paraît pas plus simple que celle du Codex ; elle comporte, en effet, une précipitation et une filtration de plus, ainsi que 48 heures de repos au lieu de 24 heures. Pour ma part, je pense que le Codex a eu raison d'indiquer minutieusement toutes les opérations à effectuer : c'est seulement ainsi que l'on opèrera de la même manière et que les résultats seront comparables.

Dulière (59) trouve le procédé français « alambiqué à plaisir » et lui préfère le procédé néerlandais. Je suis d'un avis absolument opposé : les deux méthodes sont semblables, sinon identiques, et le procédé néerlandais est peut-être un peu plus compliqué, ainsi que je l'indiquerai plus loin (voir p. 31).

Pharmacopée espagnole. — P. 438.

Essayé d'après le procédé ci-dessous l'opium doit contenir 10 % de morphine.

Essai. — Triturez dans un mortier 15 grammes d'opium (choisis de la partie extérieure et centrale du même morceau, desséché à 95°) et mêlez à 8 grammes de chaux récemment éteinte, de façon à avoir une masse homogène ; mettez cette masse dans une capsule avec 150 grammes d'eau distillée et chauffez à une température de 50° à 60° pendant deux heures, en agitant de temps en temps et en remplaçant le liquide évaporé ; filtrez après refroidissement sur un filtre convenable et recueillez 106 cc., qui correspondent à 10 grammes d'opium. Mettez dans un matras et ajoutez 25 cc. d'éther et 3 grammes de chlorure d'ammoniaque pur. Agitez le

(*) La désignation exacte d'une couleur par un ou plusieurs noms étant très difficile, j'ai suivi le conseil donné par le Congrès international de pharmacie de Bruxelles 1910, sur la proposition de Möller (132), et désigné les couleurs par le numéro correspondant du Code de Klinksiek et Valette ou C. C.

flacon circulairement et doucement pour éviter que l'éther s'émulsionne ; laissez en repos dans un lieu frais pendant 3 heures ou plus, et décantez bientôt le liquide ; ajoutez au résidu une nouvelle quantité d'éther par deux fois, agitant et décantant de la même manière ; réunissez les liquides éthérés et laissez-les en repos pendant 12 heures, au bout desquelles on recueille le précipité formé, qui est de la morphine, sur un double filtre petit, en faisant attention qu'aucun cristal ne reste dans le matras ; lavez avec 10 cc. d'eau distillée et desséchez à l'étuve à une température ne dépassant pas 95°. Ensuite, on traite par le chloroforme pour séparer la narcotine, on dessèche de nouveau et on pèse.

On doit obtenir 1 gramme de morphine ; on doit considérer comme bon un opium pour lequel on obtient 92 à 94 centigrammes, parce qu'on peut admettre une perte de 6 à 8 centigrammes pour 100 d'alcaloïde pour celui qui ne serait pas précipité ou qui serait entraîné par les lavages.

Ce procédé se rapproche assez de celui du Codex français, mais il est un peu plus compliqué, car il faut chauffer deux heures entre 50° et 60°.

Les quantiés d'opium et d'eau employées sont le double de celles du Codex français (la proportion de chaux est un peu plus forte dans le procédé espagnol que dans l'autre, ce qui a peu d'importance, vu sa très faible solubilité dans l'eau) ; on recueille 106 cc., soit un peu plus du double de ce que fait prélever le Codex français. Il en résulte que le chiffre de morphine trouvée doit être un peu plus fort.

Comme matras, j'ai employé le flacon d'Erlenmeyer, que je trouve très commode.

Ici, on doit éviter l'émulsion de l'éther et du liquide aqueux, ce qui est exactement le contraire de la prescription du Codex français, qui fait agiter avec une baguette de verre pour saturer le liquide d'éther.

Après avoir laissé en repos pendant trois heures ou plus on décante l'éther et on le remplace deux fois.

Contrairement à ce que dit la Pharmacopée, les liquides

éthérés n'abandonnent rien par le repos ; la morphine se forme seulement dans le liquide aqueux : elle se dépose alors en cristaux qui n'adhèrent pas aux parois du vase.

Le liquide a été filtré et la morphine a été recueillie sur un double filtre équilibré, préparé comme l'indique le Codex français.

Lorsqu'on traite par le chloroforme, on ne sait quelle en est la quantité qui doit être employée. Or, le chloroforme dissout le tiers de son poids de narcotine et l'enlève même aux solutions acides (Dupuy, 60), et il faut 2.500 de chloroforme pour dissoudre 1 de morphine (151, p. 423) : il faut donc une quantité très faible de chloroforme pour cette opération, mais cette quantité devrait être indiquée dans le formulaire.

Le poids de morphine obtenue, 1.451, donne un titre (14,51 %) légèrement inférieur à celui du Codex français, ce qui me paraît dû à l'action de la chaleur. En effet, si on laisse longtemps l'opium en présence d'eau et de chaux, et en chauffant à 50°-60°, le poids de morphine trouvé diminue ; un opium autre que celui étudié ici m'ayant donné, par le procédé espagnol, 1 gramme de morphine, ne m'en a plus donné, après dix heures de chauffe, que 0 gr. 586.

La Pharmacopée espagnole admettant comme possible une perte de 6 à 8 %, on peut dire que 0,93 de morphine trouvée correspondent à 1 de morphine ; donc, 14,51 correspondent à 15,60 %, soit un chiffre plus fort que celui obtenu par le procédé français.

Au lieu d'employer l'opium desséché à 95°, j'ai préféré faire le titrage de l'opium desséché à 60°, pour rendre mes résultats comparables entre eux. Si l'opération avait porte sur l'opium desséché à 95°, la teneur en morphine aurait été de 2 % plus élevée, par suite de la perte d'eau que subit l'opium entre 60° et 95°. Une remarque analogue doit être faite pour les procédés anglais et autrichien, où le dosage se fait sur l'opium desséché à 100°.

Le titre trouvé par le procédé espagnol est de 15,60 %.

La morphine ainsi obtenue est en cristaux nets ayant la couleur 108 du Code des couleurs.

Pharmacopée britannique. — P. 235.

L'opium sec doit contenir au moins 7 ½ % de morphine anhydre quand on l'emploie pour faire la teinture ou l'extrait d'opium.

Essai :

Opium, desséché à 212° F. (100° C.) et en poudre n° 50	14 gr.
Hydroxyde de calcium, fraîchement préparé	6 gr.
Chlorure d'ammonium	4 gr.
Alcool (90 %), Ether, Eau distillée	de chaque une quantité suffisante.

Triturez ensemble l'opium, l'*hydroxyde de calcium*, et 40 cc. d'*eau* dans un mortier jusqu'à obtention d'un mélange homogène ; ajoutez 100 cc. d'*eau* et remuez de temps en temps pendant une demi-heure. Filtrez le mélange sur un filtre plissé, de 10 centimètres de diamètre environ, dans une bouteille à large goulot d'une capacité de 300 cc. environ, et marquée exactement à 104 cc., jusqu'à ce que le filtrat atteigne cette marque. Au liquide filtré (représentant 10 gr. d'opium), ajoutez 10 cc. d'*alcool* (90 %) et 50 cc. d'*éther* ; agitez le mélange ; ajoutez le *chlorure d'ammonium*, remuez bien et fréquemment pendant une demi-heure, laissez de côté pendant 12 heures pour que la morphine se sépare. Equilibrez deux petits filtres ; placez-les l'un dans l'autre dans un petit entonnoir de façon que la feuille triple du filtre interne soit superposée à la feuille simple du filtre externe ; mouillez les avec de l'*éther* ; enlevez la couche éthérée du liquide dans la bouteille aussi complètement que possible avec une petite pipette, en transférant le liquide sur le filtre, rincez la bouteille avec 20 cc. d'*éther*, transférant de nouveau la couche éthérée, au moyen de la pipette, sur le filtre ; lavez le filtre avec un total de 10 cc. d'*éther* ajouté lentement et par portions. Laissez le filtre se sécher à l'air et versez dessus le contenu de la bouteille par portions, de façon à transférer la morphine granulée cristalline aussi complètement que possible sur le filtre. Quand tout le liquide a passé, lavez la morphine restant dans la bouteille avec de l'*eau morphinée*, jusqu'à ce que tout ait été enlevé. Lavez les cristaux avec de l'*eau morphinée* jusqu'à ce que les eaux de lavage soient incolores ; laissez le filtre s'égoutter et séchez-le, d'abord en le pressant entre des feuilles de papier buvard, ensuite à une température entre 131° et 140° F. (55° et 60° C.), enfin à 230° F. (110° C.) pendant deux heures. Pesez les cristaux dans le filtre interne, en contrebalançant avec le filtre externe. Prenez 0,5 gramme des cristaux et titrez avec une *solution volumétrique décinormale d'acide sulfurique*, jusqu'à ce que le liquide, après ébullition, rougisse légèrement le *papier bleu de tournesol*. 1 cc. de cette solution *volumétrique* représente 0.0285 grammes de morphine pure et anhydre. Le poids de morphine pure anhydre donné par le titrage, plus 0.104 grammes (représentant la perte moyenne de morphine durant l'opération), doit faire un total de 1 gramme, c'est-à-dire un total de pas moins de 0,95 gramme et pas plus de 1.05 gramme, correspondant à environ 10 % de morphine anhydre dans l'opium pulvérisé sec.

Une bouteille à large goulot de 300 cc. environ a un diamètre trop grand pour qu'une indication de volume puisse y être bien exacte.

Il est peu commode d'aspirer de l'éther au moyen d'une pipette.

Il est plus facile d'enlever les cristaux de morphine d'un vase à bords droits ou d'un vase d'Erlenmeyer que d'un flacon, même à large goulot.

Ici, la morphine est desséchée à 110° ; elle est donc anhydre.

Après la pesée de la morphine obtenue, on en fait un dosage volumétrique. Cet essai n'est pas commode à effectuer ; il faut opérer à l'ébullition, procéder par touches successives sur le papier de tournesol ; il ne faut pas que le papier de tournesol soit trop bleu, car on aurait à ajouter trop d'acide ; le virage n'est d'ailleurs pas net. Du reste, la correction est de peu d'importance et on peut, en partant de 0 gr. 50 de morphine, en trouver plus de 0 gr. 50 à cause de la chaux qui se précipite et vient fausser les résultats (Debourdeaux, 43, p. 109).

Le poids de morphine obtenu et corrigé est 1,3336 ; en ajoutant 0,104, on a 1.4376, soit 14,376 %.

Le titre trouvé par le procédé anglais est donc 14,376 %.

Farr et Wright (68) ont fait adopter la dessiccation à 110°. Au lieu de dessécher, de faire deux pesées successives et de titrer, ce qui est long, comme le fait remarquer Lenton (112), Dowzard (57) avait proposé de sécher le filtre à l'air libre, de le laver à l'éther, de traiter le filtre et son contenu par l'acide sulfurique décinormal et de titrer l'excès d'acide par la soude en présence de méthyl-orange.

Pour Dewhirst (47), on a tort d'indiquer qu'il reste en solution une quantité donnée de morphine ; en réalité, cette quantité est variable.

On aurait un résultat plus élevé, d'après Asher (6), en chauffant d'abord l'opium avec un peu de potasse ; celle-ci décomposerait les produits ammoniacaux, chasserait l'ammoniaque ; on éviterait ainsi, dit-il, la précipitation d'une certaine quantité de morphine par l'ammoniaque que libère la chaux.

Pour faciliter l'obervation de la fin de la réaction au moyen du tournesol, Evans sons, Lescher et Webb (66, p. 53) ont proposé de faire digérer la morphine avec 0 cc. 5 d'eau oxygénée à 20 volumes, pendant 10 minutes (on détruit ainsi la matière colorante) et on tient compte de l'acidité de l'eau oxygénée. Les mêmes auteurs ont donné toute une série de dosages de morphine dans les opiums ; ils ont trouvé des teneurs variant de 9 % à 13,50 % (63 à 67).

Pharmacopée néerlandaise. — P. 285.

Mêlez exactement 3 gr. 3 de poudre d'opium à une quantité d'eau à peu près égale. Ajoutez-y 10 cc. d'eau. Le tout étant mis dans un flacon sec de poids connu, ajoutez 10 cc. d'un mélange récent d'hydrate de chaux et d'eau (1=20) et suffisamment d'eau pour que le poids total du contenu de la capsule soit de 35 grammes. Mettez de côté 3 heures en remuant souvent, filtrez sur un filtre plissé sec de 4 centimètres de rayon ; 20 grammes du filtrat (=2 gr. de poudre d'opium) avec 10 cc. d'éther et 0.200 gramme de chlorure d'ammonium sont convenablement agités un quart d'heure; laissez reposer 24 heures. Ajoutez 5 cc. d'éther, versez le liquide éthéré sur un filtre sec, de nouveau agitez le liquide aqueux avec 5 cc. d'éther, que l'on verse de même sur le filtre. Lorsque l'éther sera passé, rassemblez sur le filtre autant que possible de morphine séparée et lavez le flacon et le filtre avec de l'eau jusqu'à ce qu'une goutte du liquide filtré ne colore plus la phénolphtaléine : pour cela, il faut employer 15 cc. d'eau. Placez le filtre et son contenu dans une capsule, ajoutez 20 cc. d'acide sulfurique décinormal et remuez jusqu'à ce que la morphine soit dissoute. Filtrez, lavez la capsule et le filtre avec de l'eau jusqu'à ce que le liquide filtré n'ait plus de réaction acide ; après addition de 6 gouttes d'hématoxyline, titrez l'excès d'acide par un alcali décinormal. Chaque centimètre cube d'acide employé indique 28.5 milligrammes de morphine.

La poudre d'opium, qui contiendrait moins de 7 centièmes ou plus de 13 % centièmes de morphine, ne doit pas être employée en pharmacie.

[Hématoxyline : solution à 1 % dans l'alcool à 90°, p. 496.]

Au lieu d'employer un mélange d'hydrate de chaux et d'eau, il serait tout aussi simple de peser directement la quantité de chaux contenue dans les 10 cc. du mélange, c'est-à-dire 0 gr. 50.

Au lieu de placer le filtre et son contenu dans une capsule pour dissoudre la morphine dans l'acide titré, il est préférable de mettre ce filtre dans le matras où on a fait la précipitation ; on dissoudra ainsi les cristaux de morphine qui auraient pu rester adhérents au vase.

Le procédé néerlandais demande encore plus de précautions que les précédents, car, du fait qu'on opère sur de petites quantités d'opium, les moindres pertes faussent beaucoup les résultats.

Le titre trouvé par le procédé néerlandais est 13,81 %.

En multipliant le chiffre trouvé pour le dosage français. 14,80 %, par 285/303, on a 13,92 %.

Lorsqu'on titre de l'acide sulfurique par la soude en présence d'hématoxyline (la proportion étant de VI gouttes de solution pour 20 cc. de SO^4H^2 N/10), le liquide est incolore ; il prend une couleur jaune très nette lorsque l'acidité n'est plus que de 4 cc. 5 ; au moment du virage, la couleur passe du jaune au bleu violet. La solution de la morphine dans l'acide est jaune également (peut-être est-ce pour cela qu'on a choisi l'hématoxyline), mais le virage est difficile à saisir ; il a lieu au moment où le liquide *n'est plus jaune :* il prend alors une teinte grise persistante, qui ne passe pas au bleu violet. *Il faut saisir le moment où la couleur jaune disparaît.* La teinte grise vient sans doute de la superposition du jaune du liquide lui-même et du bleu violet dû au réactif indicateur.

Le dosage en présence d'hématoxyline a été critiqué. Seyler (186) dit que l'indicateur est le point faible, le virage étant parfois très net, d'autres fois imparfait. Asher (6) emploie l'hématoxyline en solution aqueuse et non alcoolique ; dans ces conditions, « la fin de la réaction est, dit-il, très nette ».

Procédés a l'eau

Ce sont les procédés prescrits par les Pharmacopées belge, russe, hongroise, chilienne, autrichienne, allemande et suisse. Les deux derniers sont volumétriques, les autres pondéraux.

Pharmacopée belge (p. 176), **russe** (p. 336) **et hongroise** (p. 235 *). — Le mode opératoire est le même. Voici ce que dit la pharmacopée belge :

Dosage de la morphine. — Triturez, dans un petit mortier, 6 grammes d'opium desséché et pulvérisé avec 6 grammes d'eau ; transvasez dans un petit matras taré et, par des lavages répétés à l'eau, faites-y passer la totalité de l'opium ; ajoutez de l'eau de manière à obtenir un poids total de 54 grammes. Laissez macérer pendant une heure tout en agitant fréquemment. Versez le mélange sur un filtre plissé de 10 centimètres de diamètre. Prenez 42 grammes du filtrat, ajoutez-y 2 grammes de solution normale d'ammoniaque, mélangez prudemment sans secousse, versez immédiatement sur un filtre plissé de 10 centimètres de diamètre. Recueillez 36 grammes du filtrat dans un petit matras desséché et exactement pesé, mêlez-y 10 cc. d'éther acétique bien neutre, puis 4 grammes de solution normale d'ammoniaque. Bouchez, agitez fortement pendant 10 minutes, ajoutez encore 10 cc. d'éther acétique pour faire disparaître l'émulsion. Décantez, aussi exactement que possible, la couche éthérée sur un filtre non plissé de 8 centimètres de diamètre, ajoutez au liquide restant 10 cc d'éther acétique ; agitez légèrement et décantez à nouveau. Versez sur le filtre le contenu du matras, sans détacher les cristaux qui adhérent aux parois, et lavez le matras à deux reprises au moyen de 5 grammes d'eau saturée d'éther acétique que vous versez ensuite sur le filtre. Le matras et le filtre étant bien égouttés, desséchez-les à 100°. Faites passer la poudre cristalline du filtre dans le petit matras, continuez la dessiccation jusqu'à poids constant et pesez.

Le poids de la poudre recueillie représente la quantité de morphine contenue dans 4 grammes d'opium. Calculez la proportion pour cent.

[Solution normale d'ammoniaque : solution à 17 gr. d'AzH^3 par litre.]

Par addition de 2 cc. d'ammoniaque, on défèque la solution ; la morphine reste dans le liquide.

Après dessiccation du filtre et du matras, on fait passer les cristaux du filtre dans le matras. Or, il est plus commode de tarer le filtre en même temps que le vase ; on évite de perdre de la morphine pendant le transvasement, de perdre aussi de la morphine pouvant rester adhérente au filtre et d'ajouter du papier, que l'on compterait comme morphine.

La dessiccation faite à 100° donne de la morphine contenant une molécule d'eau. Ainsi que je l'ai indiqué dans l'examen du procédé français, il importe de ne pas dépasser 100°, pour éviter une perte d'eau.

Le titre trouvé par le procédé des pharmacopées belge, russe et hongroise est 11,15 %.

La morphine ainsi obtenue est en poudre amorphe ayant la couleur 128 D du C. C.

Le résultat, 11,15 %, ainsi, d'ailleurs, que ceux résultant de l'emploi de tous les procédés de ce même groupe, est beaucoup plus faible que les résultats donnés par le groupe des procédés ci-dessus. Matthews (127) avait constaté que les chiffres obtenus étaient plus faibles par cette méthode que par celle de la Pharmacopée anglaise.

Debourdeaux (42, 43), qui a étudié comparativement plusieurs procédés de dosage, a tiré de ses recherches les conclusions suivantes : La morphine existe dans l'opium à l'état de combinaisons diverses, les unes solubles dans l'eau, les autres insolubles dans ce liquide ; dans un procédé comme celui de la Pharmacopée belge, les combinaisons solubles passent seules en solution et on ne dose qu'une partie de la morphine, celle qui est soluble dans l'eau ; mais si, comme dans le procédé français, on traite l'opium par la chaux, les combinaisons sont détruites avec formation de morphinate de chaux très soluble et on dose toute la morphine qui est passée en solution. — Les chiffres obtenus dans les divers procédés de dosage que j'ai étudiés, ainsi que dans les différentes préparations, me permettent de conclure à l'exactitude de cette explication.

Dans ce procédé, ainsi que dans plusieurs autres, la précipitation de la morphine se fait en présence d'éther acétique ; la morphine obtenue est lavée par de l'eau saturée de ce même éther.

L'éther employé doit être rigoureusement neutre, et l'essai doit se faire comme l'ont indiqué Frerichs et Mannheim (75). Il ne faut pas se contenter de voir l'action de l'éther sur le papier de tournesol. En effet, lorsque l'éther acétique ne contient pas d'eau, le tournesol ne change pas de couleur, même lorsqu'il y a 1 % à 2 % d'acide acétique libre. C'est donc sur l'éther additionné d'eau qu'il faut faire l'essai.

Si l'éther acétique contient de l'acide acétique libre, les mêmes auteurs conseillent de l'en débarrasser en traitant 100 parties d'éther par 3 parties de carbonate de potasse et 20 d'eau ; après agitation énergique, la couche aqueuse est séparée ; l'éther est lavé avec 20 à 30 parties d'eau, desséché par 10 parties de sulfate de soude sec, et filtré. Cet éther purifié peut être employé sans distillation préalable.

L'eau saturée d'éther acétique, employée pour laver la morphine, doit être préparée peu à l'avance ; sinon, par suite de la grande altérabilité de l'éther acétique, facilitée par l'eau, il y a saponification de l'éther avec formation d'acide acétique libre.

Il est absolument nécessaire que l'éther acétique soit bien neutre, l'acide acétique libre dissolvant la morphine : le titre trouvé serait d'autant plus diminué que la quantité d'acide libre serait plus grande. En employant le procédé belge et des éthers acétiques qui étaient acides, j'ai trouvé, pour un même opium, des titres de 9,15 % à 9,65 %, alors que son titre réel, obtenu en présence d'un éther neutre, était 11,15 %. Aussi, ai-je cru utile, alors même que le papier de tournesol n'était pas rougi par l'éther additionné d'eau, de toujours purifier l'éther suivant le procédé de Frerichs et Mannheim.

Le texte latin de la Pharmacopée hongroise contient une erreur (p. 235*). Il fait prélever 42 grammes de filtrat et ajoute : « *et affunde, leniter quassans ammonii hydrooxydati circiter* 2 *cc. normalis centimetra cubica* 12 (*ammonii hydrooxydati soluti* 10 % *arum grammata* 14 *per aquam destillatam ad cc.* 100 *expleta*) ».

Cette erreur n'existe ni dans le texte hongrois pour l'essai de l'opium, ni dans le texte latin pour l'essai de l'extrait.

Pharmacopée chilienne, p. 233. — Le procédé est le même que celui de la Pharmacopée belge, mais les quantités de liquide sont légèrement différentes.

Au lieu de prélever 42 gr. du premier filtrat, on en prend 38 ; on y ajoute 2 gr. de solution normale d'ammoniaque et on prend 36 gr. du second filtrat ; on les traite comme dans le procédé belge ; la morphine étant précipitée,

le contenu du matras est versé sur un filtre lisse de 8 centimètres de diamètre, lavé, desséché et pesé ; lavez le matras et le filtre, deux fois avec 5 cc. d'eau saturée d'éther acétique. Laissez égoutter le matras et le filtre complètement, desséchez à 100° jusqu'à poids constant, introduisez le filtre et son contenu dans le matras et pesez.

Comme on n'a pas à faire passer la morphine du filtre dans le vase, on a moins de précautions à prendre ; on opère donc un peu plus vite.

On n'a pas les causes d'erreur que j'ai signalées pour le procédé belge, mais le filtre, n'étant pas lavé complètement, retient toujours des matières colorantes qui augmentent légèrement son poids.

Le titre trouvé par le procédé chilien est 11,925 %.

La morphine ainsi obtenue est en poudre amorphe ayant la couleur 117 du C. C.

Pharmacopée autrichienne, p. 274. — L'opium à employer pour les usages pharmaceutiques doit contenir 12 % de morphine.

Même dosage que dans le procédé chilien.

Ici, on porte le poids du mélange, opium et eau, à 60 grammes ; on en prélève 43 ; après addition de 2 grammes d'ammoniaque normale, on filtre, on prend 40 grammes du second filtrat ; on opère ensuite comme pour le procédé chilien.

Ces 40 grammes de liquide contiennent, en outre de la morphine, les matières extractives de 4 grammes d'opium, alors que dans le procédé chilien ces matières extractives étaient contenues dans 36 grammes de liquide. La précipitation se fait donc un peu moins bien.

Le titre trouvé par le procédé autrichien est 11,85 %.

La morphine ainsi obtenue a l'aspect d'une poudre amorphe ayant la couleur 112 du C. C.

Pharmacopée allemande, p. 383. — Le titre de l'opium qui doit servir pour les préparations officinales est de 12 %.

Dosage de la morphine. — On triture 7 grammes d'opium moyennement pulvérisé avec 7 grammes d'eau, on l'agite dans un matras avec de l'eau et on ajoute de l'eau de façon à avoir 63 grammes. On laisse reposer 1 heure en agitant souvent, on filtre à travers un filtre à plis sec de 10 centimètres de diamètre et on ajoute à 42 grammes de filtrat (=4.88 gr. d'opium), sans agiter, 2 cc. d'un mélange de 17 grammes d'ammoniaque et de 83 grammes d'eau et on filtre aussitôt à travers un filtre à plis de 10 centimètres de diamètre, 36 grammes de filtrat (= 4 grammes d'opium) sont mis dans un matras avec 10 cc. d'éther acétique et avec 5 cc. du mélange de 17 grammes d'ammoniaque et 83 grammes d'eau. On ferme le matras, on agite 10 minutes, on ajoute encore 20 cc. d'éther acétique, on agite légèrement et on laisse reposer un quart d'heure. On décante le mieux possible la couche d'éther acétique sur un filtre plat de 8 centimètres de diamètre, et on ajoute au liquide restant dans le matras de nouveau 10 cc. d'éther acétique, on agite un moment et on décante de nouveau la couche éthérée sur le filtre. Après séparation de la couche éthérée, on verse la solution aqueuse, sans s'occuper des cristaux restant sur les parois du matras, sur le filtre, et on lave celui-ci trois fois avec 5 cc. d'eau saturée d'éther. Après que le matras est bien lavé et que le filtre est sec, on met les deux à l'étuve à 100°, on dissout les cristaux de morphine dans 25 cc. d'acide chlorhydrique décinormal, on verse la solution dans un ballon jaugé de 100 cc., on lave soigneusement avec de l'eau le filtre, le matras et le bouchon, et on porte à 100 cc. On mesure 50 cc. de la solution (=2 gr. d'opium) dans un flacon d'environ 200 cc. en verre blanc et on ajoute environ 50 cc. d'eau et de l'éther de façon que la couche atteigne 1 centimètre de hauteur. Après addition de 10 gouttes de solution d'iodéosine, on verse une solution de potasse décinormale, en agitant vivement après chaque addition jusqu'à ce que la couche aqueuse inférieure ait pris une couleur rose pâle. On doit employer pour cela au plus 4 cc. 1 de potasse N/10, de façon que 8 cc. 4 d'acide chlorhydrique décinormal soient employés pour saturer la morphine, ce qui correspond à une teneur de 12 % de morphine (1 cc. de HCl N/10 = 0.02852 de morphine, en employant l'iodéosine comme indicateur).

Le liquide qui n'a pas servi pour le titrage doit donner les réactions d'identité du chlorhydrate de morphine.

[Ammoniaque : contient 10 % d'AzH^3, p. 308.

Iodéosine : solution à 1 pour 500 d'alcool à 90°, p. 583.]

Les chiffres que donne entre parenthèses la Pharmacopée sont exacts, si l'on admet que 60 % de l'opium sont solubles dans l'eau ; la solution d'opium pèse alors 56 + (7 × 0,6) = 60,2 ; 42 grammes de cette solution correspondent à 42/60.2 = 4.88 ; puis, après addition du mélange ammoniacal, qui pèse très sensiblement 2 grammes, on prend 36 grammes de liquide filtré, qui correspondent à 4.88 × 36/44 = 4 grammes d'opium, comme l'a indiqué Heyl (92).

La précipitation de la morphine se fait en présence d'éther acétique, et les lavages se font avec l'eau saturée d'éther, alors que l'éther acétique est prescrit pour toutes les opérations par celles d'entre les Pharmacopées du même groupe dont nous venons de voir les procédés.

La dessiccation du ballon et du filtre a vraisemblablement pour but de chasser l'ammoniaque qui pourrait rester après les lavages.

Dans le titrage de l'acide chlorhydrique par la soude, on voit bien le virage : le liquide aqueux prend une teinte rose nette. Lorsque le liquide contient de la morphine, la réaction n'est pas aussi simple. La solution chlorhydrique de morphine est jaune ; l'iodéosine se rassemble dans l'éther et le virage est difficile à voir. Le virage a lieu au moment *où la teinte jaune disparaît*, mais le liquide aqueux ne prend pas une teinte rose. Au moment où le virage se fait, l'éther est nettement coloré en rouge rosé et la couche aqueuse n'a plus la teinte jaune ; un peu avant, 1/10e de cc. environ, on a entre l'éther et le liquide aqueux une pellicule rose, formée par l'iodéosine qui se rassemble.

Le titre trouvé par le procédé allemand est 9,98 %.

Kottenhoff (101 *bis*) constate que l'iodéosine exige une grande habitude, car les différences de coloration qui indiquent la fin du dosage sont très difficiles à saisir.

Erculisse (62) trouve que l'iodéosine est un indicateur détestable, vu le peu de netteté du virage, et il déclare qu'il lui est impossible de voir le moment où le dosage est terminé.

Frerichs et Mannheim (75), qui ont étudié dans tous ses détails le mode opératoire de la Pharmacopée, ont proposé un dosage pondéral.

Wiebelitz (195) modifie légèrement le procédé officiel ; en particulier, il ne dessèche pas la morphine.

En multipliant le chiffre obtenu pour le dosage belge, 11,15 %, par 285/303, on a 10,49 % de morphine, ce qui correspond à 7 cc. 36 d'acide N/10, au lieu de 7 cc., chiffre obtenu ; le chiffre est donc un peu plus élevé que celui trouvé en suivant strictement la Pharmacopée ; la différence provient de la difficulté éprouvée à percevoir le virage.

Pharmacopée helvétique, p. 336. — Les proportions d'opium et d'eau sont les mêmes que pour le procédé chilien, le mode opératoire est d'abord le même.

On emploie l'éther au lieu de l'éther acétique.

La morphine ayant été recueillie sur un filtre lisse de 8 centimètres de diamètre, on dessèche à 100° et on suit alors le mode opératoire de la Pharmacopée allemande ; on met V gouttes d'éosine iodée, au lieu de X gouttes, et on emploie la soude N/10 au lieu de la potasse N/10.

Il faudra employer pour obtenir la coloration rouge pâle entre 5 cc. et 4 cc. de soude décinormale, quantités qui correspondent à 10-12 % de morphine anhydre dans l'opium pulvérisé (1 cc. d'acide chlorhydrique décinormal = 28,5 milligr. de morphine anhydre). Les 50 cc. de la solution chlorhydrique aqueuse qui n'ont pas été employés devront donner la réaction du chlorhydrate de morphine.

Le titre trouvé par le procédé suisse est 10,12 %.

Les remarques à faire sur ce procédé sont celles faites sur les procédés auxquels il ressemble en partie.

Ce procédé étant le seul de ce groupe où on emploie l'éther, j'ai cru bon de faire un dosage pondéral de la morphine pour comparer les résultats ainsi obtenus à ceux fournis par le dosage volumétrique. J'ai suivi le procédé chilien, mais en employant l'éther au lieu de l'éther acétique. J'ai obtenu un titre de 10,85 % ; ce chiffre, multiplié par 285/303, donne 10,20, soit une quantité sensiblement égale à celle trouvée par le dosage volumétrique.

Le contact de l'opium avec l'eau doit durer une heure (Allemagne, Belgique), une demi-heure (Suisse), un quart d'heure (Autriche, Chili, Hongrie, Russie). La durée de ce contact n'a, pour ainsi dire, pas d'importance, puisque, ayant effectué, pour certains dosages, des essais comparatifs en faisant durer le contact jusqu'à 24 heures, j'ai obtenu des résultats très voisins, sinon identiques.

Autres procédés

Il y a enfin deux procédés que l'on ne peut pas classer avec les précédents.

Pharmacopée des Etats-Unis, p. 329.

Essai :

Opium, dans quelque état qu'on le considère... 10 gr.
Ammoniaque liquide........................ 3.5 cc.
Alcool,
Ether,
Eau distillée,
Eau de chaux, de chaque q. s.

Introduisez l'opium (s'il est humide, en très petits morceaux ; s'il est sec, en poudre très fine) dans un flacon d'Erlenmeyer d'environ 300 cc., ajoutez 100 cc. d'eau distillée, bouchez le flacon et agitez-le toutes les 10 minutes (ou continuellement dans un agitateur mécanique) pendant 3 heures. Versez le contenu aussi également que possible sur un filtre mouillé ayant un diamètre de 12 centimètres, et quand le liquide s'est écoulé lavez le résidu avec de l'eau distillée soigneusement versée sur les bords du filtre et son contenu, de façon à avoir 150 cc. de filtrat. Remettez alors soigneusement l'opium humide dans le flacon au moyen d'une spatule, ajoutez 50 cc. d'eau distillée, agitez avec beaucoup de soin et souvent pendant 15 minutes et faites passer le tout sur le filtre. Quand le liquide s'est écoulé, lavez le résidu comme précédemment, de façon que le second filtrat mesure 150 cc., et finalement recueillez 20 cc. de plus d'un troisième filtrat. Evaporez soigneusement dans une capsule tarée d'abord le second filtrat à un petit volume, ajoutez alors le premier filtrat en rinçant les vases avec le troisième filtrat, et continuez l'évaporation jusqu'à ce que le résidu pèse 14 grammes. Faites tourner la solution concentrée dans la capsule jusqu'à ce que les anneaux d'extrait soient redissous, versez le liquide dans un flacon d'Erlenmeyer taré de 100 cc. environ, rincez la capsule avec quelques gouttes d'eau à la fois jusqu'à ce que la solution complète, après addition des eaux de lavage dans le flacon, pèse 20 grammes. Ajoutez alors 10 grammes (ou 12.2 cc.) d'alcool, agitez bien le flacon, ajoutez 25 cc. d'éther et répétez l'agitation. Ajoutez alors l'ammoniaque avec une pipette ou une burette graduée, bouchez le flacon avec un bon bouchon de liège, agitez-le soigneusement pendant 10 minutes, alors mettez-le de côté, dans un lieu modérément frais, pendant au moins 6 heures ou la nuit.

Enlevez le bouchon soigneusement ; si quelques cristaux y adhèrent, faites-les tomber dans le flacon. Dans un petit entonnoir, placez deux filtres marchant vite, de 7 centimètres de diamètre, simplement pliés l'un dans l'autre (la feuille triple du filtre intérieur contre la feuille simple du filtre extérieur), mouillez-les bien avec de l'éther, et décantez la solution éthérée aussi complètement que possible sur le filtre intérieur. Ajoutez 10 cc. d'éther au contenu du flacon, faites tourner et décantez de nouveau la couche éthérée sur le filtre intérieur. Recommencez l'opération avec une autre portion de 10 cc. d'éther. Versez alors le liquide du flacon sur le filtre de façon à faire passer la plus grande portion des cristaux sur le filtre, et quand tout le liquide est passé, faites passer les cristaux restant sur le filtre en lavant le flacon avec quelques portions d'eau, sans employer plus de 15 cc. en tout. Employez une plume ou une baguette de verre à bout de caoutchouc pour enlever les cristaux qui adhèrent au flacon. Laissez égoutter le double filtre, alors versez de l'eau goutte à goutte sur les cristaux jusqu'à ce qu'ils soient pratiquement exempts de liqueur mère, ensuite lavez-les goutte à goutte, au moyen d'une pipette, avec de l'alcool préalablement saturé de morphine en poudre. Quand cet alcool est passé, déplacez-le avec de l'éther en employant 10 cc. ou plus si c'est nécessaire. Faites dessécher dans un endroit modérément chaud, à une température ne dépassant pas 60° C. (140° F.) jusqu'à poids constant, mettez les cristaux dans un verre de montre taré et pesez-les.

Mettez les cristaux (qui ne sont pas tout à fait purs) dans un flacon d'Erlenmeyer. Ajoutez de l'eau de chaux (10 cc. pour chaque 0.1 gr. de morphine) et agitez le flacon par intervalle, environ pendant une demi-heure. Passez le liquide sur deux filtres qui se font équilibre et filtrant vite, l'un dans l'autre (la feuille triple du filtre intérieur contre la feuille simple du filtre extérieur), rincez le flacon avec plus d'eau de chaux et passez les eaux de lavage à travers le filtre jusqu'à ce que le filtrat, acidulé, ne précipite plus par l'iodure double de mercure et de potassium. Pressez les filtres jusqu'à dessiccation presque complète entre du papier buveur (buvard ou filtre), desséchez à poids constant, pesez le contenu en vous servant du filtre externe comme contrepoids. Déduisez le poids de matière insoluble sur le filtre du poids de morphine impure précédemment obtenu. La différence, multipliée par 10, représente le pourcentage de morphine cristallisée contenue dans l'opium.

[Ammoniaque liquide : contient 10 % d'AzH^3, p. 50.

Alcool : à 95°, p. 33.

Eau de chaux : saturée, p. 259.]

La simple lecture de ce procédé montre combien son exécution est longue et demande de précautions.

Quelle doit être la valeur du troisième filtrat ? Doit-on recueillir 20 cc. ou 150 + 20, c'est-à-dire 170 cc. ? Il est probable qu'il suffit de recueillir 20 cc. En effet, lorsqu'on concentre divers liquides chargés de la même substance, on évapore d'abord celui qui en contient le moins. La Pharmacopée prescrivant de commencer par le second, il est évident que le troisième, servant au lavage des vases, ne peut être en grande quantité et surtout en quantité supérieure à celle des premiers liquides.

La réduction de 320 cc. à 14 grammes doit se faire au bain-marie, pour éviter le plus possible l'action de la chaleur.

Le flacon où se fait la précipitation de la morphine est laissé dans un lieu modérément frais. Il serait bon de mieux préciser la température de ce lieu. Pearson (142) a indiqué, en effet, que l'on obtient de plus gros cristaux à 0° C. qu'à des températures légèrement supérieures.

Il serait bon d'indiquer jusqu'à quel point doit être poussé le lavage des cristaux avec l'alcool saturé de morphine, cet alcool enlevant peu de matière colorante.

Comment reconnaît-on que l'éther a déplacé l'alcool ? C'est difficile à voir. Il m'a paru que 10 cc. d'éther suffisaient.

La morphine est recueillie sur un double filtre. Il serait plus simple d'opérer comme l'indique le Codex français. Ici également, les deux filtres se chargent des mêmes quantités de liquide et ont à la fin le même poids ; en ne faisant pas passer les cristaux du filtre sur un verre de montre, on évite les inconvénients que j'ai signalés pour le dosage belge ; en opérant avec des filtres équilibrés, j'ai eu des résultats légèrement plus élevés que ceux obtenus par le transfert des cristaux.

L'eau de chaux dissout la morphine ; il reste des impuretés, surtout des matières colorantes. Puisqu'on emploie ici deux filtres équilibrés, pourquoi ne pas opérer de même pour la pesée de la morphine impure ?

Si on ne lave pas suffisamment la morphine obtenue, il reste des substances qui se redissolvent dans l'eau de chaux et sont comptées comme morphine.

La dessiccation du filtre contenant les impuretés doit se faire jusqu'à poids constant ; la température, qui n'est pas indiquée, doit avoir peu d'importance ; mais il me paraît qu'on ne doit pas dépasser 110° pour que la chaleur n'altère pas les impuretés d'origine organique.

Le titre trouvé par le procédé des Etats-Unis est 14,39 %.

La morphine obtenue est en cristaux ayant la couleur 114 du C. C.

On a proposé différentes modifications de ce procédé.

Pearson (141) a adopté le procédé officiel, en recommandant de travailler le plus possible à 25°, de laisser la morphine se déposer pendant un temps bien déterminé.

Dohme et Engelhardt (54 et 55), qui ont obtenu de bons résultats, demandent simplement que l'on abrège la durée du procédé.

Parker (140) a proposé de déféquer le mélange opium et eau par le sous-acétate de plomb ; le dosage est ensuite le même.

Lorsqu'on a obtenu les 20 grammes de solution extractive, on y ajoute l'alcool. Avec certains opiums, on a constaté la formation d'un précipité, qui n'est pas de la morphine ; aussi Lamar (104) traite-t-il la solution extractive par l'alcool, puis par l'alcool et l'eau, jusqu'à épuisement ; il évapore alors jusqu'à obtention de 14 grammes et il continue l'opération de la façon habituelle

La vérification de la pureté de la morphine obtenue peut s'effectuer par divers moyens : faire les cendres de la morphine, déterminer les corps insolubles dans l'eau de chaux, titrer par un acide.

Kebler (99) a comparé ces divers procédés ; les résultats obtenus ne sont pas concordants (1,40 à 8,60 % d'impuretés pour une même morphine). Mœrk (130) propose de précipiter la morphine de la solution calcique par AzH^4Cl, en présence d'éther. Mallinckrodt et Dunlap (119) indiquent la formation d'un méconate double d'ammonium et de calcium (Ca étant apporté par l'opium), qui se précipite en même temps que la morphine. « Ce méconate emploie environ un quart autant d'acide que la morphine elle-même» et fausse un essai acidimétrique. Lyons (116) dissout la morphine dans une solution titrée de potasse ou de chaux, titre ensuite l'alcalinité d'une partie de la solution claire, après séparation des impuretés.

Pharmacopée italienne, p. 223.

Dosage de la morphine. — 10 grammes de poudre, desséchés à 60°, sont mis a macérer pendant une heure, en agitant souvent, avec 90-100 cc. d'une solution à 20 % de chlorure de sodium. On décante sur un filtre la partie liquide et on finit de mettre sur le filtre le marc, on laisse écouler et on aide l'écoulement avec une légère pression de la masse non dissoute ; celle-ci est remise dans le mortier et est de nouveau délayée et mise à macérer pendant une heure avec 60 cc. de la solution de chlorure de sodium, et on répète l'opération jusqu'à ce qu'on ait un filtrat incolore, qui ne donne plus la réaction de la morphine avec le réactif de Frohde. On concentre l'extrait au bain-marie dans une capsule ronde d'un demi-litre, ajoutant le liquide peu à peu, et on l'amène à sec, agitant vers la fin pour avoir une masse finement uniforme, et on complète la dessiccation dans une étuve à eau. Le résidu sec est épuisé par l'alcool absolu bouillant jusqu'à ce que l'alcool de lavage ne donne plus la réaction de la morphine. On distille l'alcool et au résidu on ajoute 14 cc. d'eau, et après refroidissement on rend légèrement ammoniacal, de façon que l'odeur de l'ammoniaque se perçoive nettement, on bouche le flacon et on laisse au moins 24 heures dans un lieu frais. On jette le précipité sur un filtre taré en se servant du liquide, qui peu à peu filtre, et on lave à l eau saturée de morphine jusqu'à ce que le filtrat passe incolore. Le précipité est desséché à 100°. Le filtre et le précipité sont mis dans un entonnoir à robinet et on verse assez de chloroforme ou de benzol pour recouvrir et on renouvelle cela jusqu'à ce que le résidu de l'évaporation de quelques gouttes repris par l'acide chlorhydrique se trouble à peine quand on ajoute de l'hydrate sodique. On dessèche à 100° et le poids ne doit pas être inférieur à 1 gramme.

De tous les procédés contenus dans les Pharmacopées officielles, celui de la Pharmacopée italienne est le plus long et le moins pratique.

L'emploi du chlorure de sodium a pour but d'empêcher la solution de beaucoup de substances extractives (Montemartini et Trasciati, 133, p. 330). Pour 10 grammes d'opium, il m'a fallu près de 800 grammes de solution de chlorure de sodium

J'ai épuisé le résidu (chlorure de sodium + extrait d'opium) par l'alcool absolu bouillant, en opérant avec un appareil à reflux : il m'en a fallu 1.660 cc. Après distillation de l'alcool, j'ai obtenu un résidu pesant 5 grammes.

Ce résidu ne se dissolvant pas dans 14 grammes d'eau, je l'ai traité par l'eau jusqu'à ce que le liquide filtré passe incolore, et j'ai concentré le soluté à un poids de 19 grammes, c'est-à-dire 14 grammes plus le poids du résidu.

La quantité d'ammoniaque à ajouter est indiquée d'une manière très vague ; elle variera suivant l'odorat de chacun. Pour 2 grammes d'opium, diverses Pharmacopées font employer 4 cc. d'ammoniaque normale, soit $0,017 \times 4 = 0,068$

de AzH^3, c'est-à-dire 0,034 pour 1 gramme d'opium. Pour 10 grammes d'opium, la Pharmacopée des Etats-Unis fait employer 3 cc. 5 d'ammoniaque à 10 %, soit 0,10 × 3,5 = 0,35 de AzH^3, c'est-à-dire 0,035 pour 1 gramme d'opium. Aussi ai-je employé 3 cc. 5 d'ammoniaque à 10 %.

J'ai obtenu 1 gr. 378 de morphine. Celle-ci est en cristaux ayant la couleur 109 du C. C.

Le titre trouvé par le procédé italien est donc 13,78 %.

J'ai voulu vérifier la pureté de cette morphine. Le procédé des Etats-Unis m'a donné un insoluble de 3,4 %, ce qui m'a abaissé de 1,378 à 1,331 le chiffre obtenu. J'ai essayé de contrôler ce titre par un dosage volumétrique ; mais la couleur trop prononcée de la solution m'a empêché de voir le virage, quel que fût l'indicateur employé.

Ce procédé n'a donc pas le mérite que lui attribuent Bergonzi et Biscaro (15).

Thoms (192) et Diéterich (50), qui ont étudié ce procédé, le trouvent d'une exécution trop longue et trop coûteuse.

Conclusion

Après avoir exposé les procédés officiels de titrage de la morphine, il convient d'indiquer celui qui me paraît donner les meilleurs résultats et être le plus facilement exécutable par les pharmaciens.

Il importe, tout d'abord, de rejeter absolument le procédé de la Pharmacopée italienne, qui est d'une exécution très longue, qui occasionne une dépense beaucoup trop élevée et par l'emploi duquel on n'obtient qu'une morphine très impure. L'action prolongée de la chaleur sur les différents liquides contenant les substances extraites occasionne vraisemblablement, dans la constitution des corps dissous, des modifications sur la nature et l'importance desquelles on est bien loin d'être fixé. N'étant pas pratique, le procédé italien répond d'autant moins aux conditions nécessaires pour être conseillé, que, dans leur ensemble, les autres procédés officiels donnent des résultats plus rapides et plus sûrs.

De même, il n'y a pas lieu de recommander le procédé de la Pharmacopée des Etats-Unis, bien qu'il permette d'obtenir toute la morphine qui peut se dissoudre dans l'eau ; il a l'inconvénient de demander beaucoup de temps. La morphine obtenue est relativement impure ; mais, par la correction qu'indique ce formulaire, on obtient des résultats concordants.

Les procédés à la chaux donnent toute la morphine contenue dans l'opium ; les procédés à l'eau seule ne donnent que la morphine soluble. En comparant les résultats obtenus en partant d'un même opium, j'ai constaté que, pour ce dernier groupe, les chiffres trouvés sont d'environ un quart plus faibles que pour ceux du premier.

Ces deux groupes se subdivisent en procédés pondéraux et en procédés titrimétriques. Chacun d'eux a ses partisans. Je préfère les méthodes pondérales : elles ne demandent pas plus de temps que les autres, même lorsqu'on opère en série (ce que ne font jamais les pharmaciens), le temps nécessaire pour une pesée n'étant pas plus long que celui employé à un titrage volumétrique ; en outre, il est plus facile de peser la morphine obtenue que de l'estimer par une solution titrée. Un inconvénient de l'emploi des liqueurs titrées est la couleur des solutions dans lesquelles se trouve la morphine ; il en résulte des virages peu nets, quel que soit l'indicateur prescrit par les Pharmacopées (*).

Les méthodes volumétriques donnent des résultats infé-

(*) Au sujet des avantages et des inconvénients des méthodes pondérale ou volumétrique voir, en particulier, Cowley et Catford (40), Erculisse (62), Pearson (142) et Schamelhout (183).

rieurs aux méthodes pondérales ; elles admettent, en effet, que le poids moléculaire de la morphine est 285, tandis que, dans les méthodes pondérales, on obtient la morphine avec une molécule d'eau, dont le poids moléculaire est 303.

Je préfère donc employer le procédé français pour doser la morphine totale d'un opium, et le procédé chilien ou autrichien pour la morphine soluble.

TROISIÈME PARTIE. — POUDRE D'OPIUM

Après avoir pulvérisé l'opium et avoir déterminé son titre, il faut ramener la poudre au titre indiqué dans la Pharmacopée.

A l'exception de deux d'entre elles qui doivent être mises à part, on peut classer les Pharmacopées d'après la teneur en morphine trouvée par le procédé qu'elles font suivre.

Pharmacopée des Etats-Unis (p. 328). *Opii Pulvis, Powdered Opium.* — Il est indiqué que l'opium est desséché à 85° C. (185° F.) et que la poudre doit contenir de 12 % à 12,5 % de morphine cristallisée.

Le titre trouvé dans le dosage de l'opium séché à 60° est de 14,39 % ; il faut porter ce titre à 14,60 %, pour l'opium séché à 85°, vu une perte en eau de 1,30 % que subit l'opium lorsqu'on le porte de 60° à 85°. En admettant 12,25 % comme titre moyen de la poudre, une règle de trois montre que 100 grammes d'opium en poudre séché à 85° doivent fournir

$$\frac{100 \times 14,60}{12,25} = 119.18$$ de poudre d'opium au titre de 12,25 %.

Pharmacopée du Chili. — Ne mentionne pas la poudre d'opium, mais dit (p. 233) que l'opium doit contenir 10 à 12 % de morphine.

Le titre trouvé étant 11,925, la poudre peut être employée sans addition d'une matière quelconque.

Pharmacopée allemande (p. 385). *Opium pulveratum. Opiumpulver.*— Dans cette Pharmacopée, comme dans toutes celles qui suivront, la poudre doit être ramenée au titre de 10 % ; mais il faut constater que, dans deux de ces Pharmacopées, il y a une tolérance, comme dans celles des Etats-Unis et du Chili.

Le titre obtenu étant de 9,98 %, il n'y a pas lieu de faire l'addition d'amidon de riz indiquée au cas où le titre serait supérieur.

Pharmacopée suisse (p. 336). *Opii Pulvis seu Pulvis Opii.*— Le chiffre trouvé étant 10,12 %, il n'y a aucune addition à faire à cette poudre.

Les cendres faites sur la poudre desséchée à 60° ont été de 5,73 %, chiffre inférieur à la limite maxima (6 %) de la Pharmacopée.

Pharmacopée belge (p. 176). *Opii pulvis. Poudre d'opium.*

Pharmacopée hongroise (p. 235). *Opium.*

Pharmacopée russe (p. 336). *Laudanum. Méconium. Opii.* — Le titre trouvé étant 11,15 %, il faut ajouter 11 gr. 50 de sucre de lait à 100 grammes d'opium.

Pharmacopée autrichienne (p. 274). *Opium. Pulvis Opii præparatus.* — En opérant sur l'opium desséché à 60°, j'avais trouvé un titre de 11,85 %, mais, le dosage devant être effectué sur de l'opium desséché à 100°, il y a lieu de tenir compte de l'eau perdue entre 60° et 100°. Cette perte étant de 2,18 %, le titre de l'opium à 100° sera de 11,85 augmenté de 2,18 %, ce qui le portera à 12,11 %. Il faudra donc, après dessiccation de la poudre à 100°, ajouter à 100 grammes de cette poudre 21 gr. 10 de sucre de lait.

Pharmacopée italienne (p. 223). *Opii pulvis. Oppio (Polvere).*— Le titre obtenu étant 13,78 %, il faut ajouter 37 gr. 80 de sucre de lait à 100 grammes d'opium.

Pharmacopée néerlandaise (supplément I, p. 31). *Opium.*— La poudre d'opium doit titrer de 9,8 % à 10,2 %, soit en moyenne 10 %.

Le titre de l'opium étant 13,81 %, il faut ajouter 38 gr. 1 d'amidon de riz à 100 grammes d'opium.

Pharmacopée britannique (p. 235). *Opium.* — Ici encore, nous voyons que le titre n'est pas fixe : il doit être entre 9,50 et 10,50 %.

La moyenne étant 10 % et le titre de l'opium étant 14,376 %, il faut ajouter 43 gr. 76 de sucre de lait à 100 grammes d'opium.

Codex français (p. 547). *Poudre d'opium. Pulvis Opii.* — Le titre trouvé étant 14,80 %, il faut ajouter 48 grammes de sucre de lait à 100 grammes d'opium.

Pharmacopée espagnole (p. 485). *Pulvis opii. Polvo de opio.* — Tandis que la Pharmacopée espagnole dit que l'essai de l'opium doit être fait après dessiccation à 95°, elle indique que la poudre d'opium doit être préparée après dessiccation à 60° ; c'est donc cette poudre à 60° qui doit contenir 10 % de morphine.

Elle en contient 15,6 % ; il faut donc ajouter à 100 grammes de cette poudre 56 grammes de sucre de lait.

J'ai voulu voir si la présence du lactose, que la plupart des pharmacopées font ajouter à la poudre d'opium pour la ramener au titre officinal, avait une influence sur les résultats de l'analyse. A cet effet, j'ai fait des dosages comparatifs sur de l'opium ramené à 10 % par addition de sucre de lait et sur des quantités d'opium égales à celles contenues dans la poudre à 10 %. Les chiffres obtenus ont été les mêmes dans les deux cas.

Mais lorsque j'ai employé des procédés de dosage donnant des titres élevés, 14 à 15 %, les chiffres trouvés ont été un peu inférieurs au chiffre calculé. La raison en est que, par suite de la forte proportion de sucre de lait ajoutée, la quantité d'opium contenue dans la poudre d'opium ramenée au titre de 10 % diminue fortement ; il en résulte que la solution dont on précipite la morphine change de concentration et la précipitation se fait moins bien.

CHAPITRE II

Extrait d'Opium

Le premier extrait d'opium dont j'ai trouvé la mention est un extrait vineux ; il est dû à Dioscoride (52), qui dit de faire cuire des têtes de pavot dans du vin et de réduire la liqueur à une consistance donnée.

Il est vraisemblable que c'est au XVIIIe siècle seulement que l'extrait d'opium commença à être employé d'une manière suivie. Avant cette époque, on se servait principalement de préparations à base de pavots. A partir de ce moment, on estima que, pour permettre à l'opium de produire tous ses effets, il fallait en extraire complètement, ou au moins partiellement, les substances inutiles ou nuisibles. C'est ce que nous apprend Mangetus (120, p. 497), qui, en 1703, dit qu'on corrige l'opium de deux manières : en ajoutant ou en retranchant. Les additions se faisaient par le mélange de l'opium à des produits très divers (poudre, essences, magistères, etc.) ; les extractions s'effectuaient par la torréfaction sur une lame de fer, ou par la séparation après solution : pour cela, on traitait l'opium par un solvant approprié à l'effet qu'on voulait obtenir (eau, vinaigre simple ou distillé, vin, suc de citron, suc de coing, etc.) ; on passait la solution et on la concentrait.

La Pharmacopée de Lille (1640) fait préparer un extrait avec du suc de citron (165, p. 141).

Sauvageon, 1654 (180, p. 26), fait un extraït avec du vinaigre distillé ; le produit obtenu est traité par l'eau de rose ; la solution est, après filtration, évaporée à consistance d'opiat.

Lémery (108, p. 458 ; 109, p. 761) donne le nom de laudanum à un extrait d'opium préparé comme suit : L'opium est traité par l'eau bouillante ; la partie insoluble est desséchée et traitée à chaud par l'esprit de vin ; la solution aqueuse et la solution alcoolique sont évaporées séparément jusqu'à consistance de miel ; les deux extraits sont mêlés et, à l'aide d'une douce chaleur, évaporés jusqu'à consistance pilulaire.

Lémery ne donne pas l'origine du mot laudanum ; mais d'autres auteurs fournissent des explications à ce sujet. En 1687, Mangetus (163, p. 522) écrit : « *Dicitur autem Laudanum quasi laudatum medicamentum, ob insignes operationes, quas vel in gravissimis morbis præstat* ». Dans un ouvrage paru en 1703 (120, p. 501) il rappelle cette explication et ajoute : « *Nonnulli laudanum dictum esse putant ab articulo barbaro et anodyna, quasi dicas L'anodyna ; alii quod ladanum Cyprinum æmuletur* ». Cet auteur donne (163, p. 522) une formule d'extrait préparé avec du vinaigre distillé très fort.

La Pharmacopée de Lille de 1694 (166, p. 108) et celle de 1772 (167, p. 184) reproduisent le mode opératoire de Lémery.

Le *Dispensatorium borusso brandenburgicum* (53, p. 98) donne également cette formule et ajoute celle d'un extrait préparé avec du suc de coings : après filtration, on ajoute du sucre et on fait fermenter.

La Pharmacopée de Wurtemberg, 1760 (164, p. *b* 90), indique une préparation analogue à cette dernière.

Boyer (20, p. 58) traite l'opium par le vin blanc.

Baumé (12, p. 294 ; 13, p. 287) signale la préparation au moyen de l'eau seule, que l'on fait agir au bain-marie ; il indique un rendement en extrait beaucoup plus élevé que celui cité par tous les auteurs modernes : en partant de dix livres d'opium, il obtient huit livres deux onces d'extrait d'une consistance propre à former les pilules.

Baumé (12, p. 296 ; 13, p. 290) donne un nouveau mode de préparation ayant pour but de « dépouiller l'extrait d'opium de sa qualité narcotique virulente, et de l'odeur désagréable et nauséabonde qu'il a lorsqu'on le prépare en suivant la méthode ordinaire ». Il fait bouillir l'opium avec de l'eau et passer avec expression ; le marc est traité, à plusieurs reprises, de la même manière, jusqu'à épuisement ; les liqueurs sont mêlées et réduites à une fois et demie le poids de l'opium mis en œuvre ; la solution est maintenue à l'ébullition durant la journée pendant six mois, ou nuit et jour pendant trois mois, en remplaçant l'eau qui s'évapore ; on rejette le dépôt et on finit l'opération.

Rivet, en 1803 (178, t. I, p. 367), traite l'opium pendant 12 à 15 jours par six fois son poids d'eau froide, filtre la liqueur, remet sur le marc trois fois son poids d'eau et filtre ; il mêle les liqueurs et évapore au bain-marie en consistance pilulaire.

Swediaur, 1803 (189, pp. 150 et 218), donne la formule de deux extraits ; l'un préparé avec l'alcool dilué, l'autre avec l'eau.

Le Codex de 1818 (147, pp. 178 à 182) cite cinq extraits d'opium. Ils sont préparés par l'eau froide (l'extrait se présente alors sous forme d'écailles), par le vin, d'après la méthode de Cartheuser, par fermentation et par longue digestion.

La méthode de Cartheuser a servi de point de départ aux extraits repris. L'opium est traité par quatre fois son poids d'eau ; après deux jours de macération, on filtre. Le liquide, laissé en repos deux jours, est filtré de nouveau. On réduit alors la liqueur à la moitié de son volume, à une douce chaleur ; après un repos de 48 heures, on filtre et on évapore en consistance d'extrait. Le produit obtenu n'a pas d'odeur vireuse.

Le Codex de 1837 (148, pp. 346 à 348) donne trois modes de préparation. L'extrait ordinaire se fait en traitant l'opium par l'eau, agissant en deux fois ; les liquides réunis sont évaporés jusqu'à consistance d'extrait ; celui-ci est dissous dans 16 fois son poids d'eau ; après filtration de la solution, on fait un extrait pilulaire. L'extrait privé de narcotine se prépare en traitant une solution de l'extrait précédent par l'éther, jusqu'à ce qu'il ne dissolve plus rien. Enfin, il y a une formule d'extrait où le vin blanc est le solvant.

Le Codex de 1866 (149, p. 443) donne une formule qui, reproduite dans celui de 1884 (150, p. 420), est restée au Codex de 1908.

La Commission, présidée par von Waldheim (194, p. 299), pour unifier les diverses formules en usage en 1885, en proposa une, qui est presque celle du Codex français.

Les prescriptions de la Conférence de Bruxelles sont les suivantes :

Opii extractum seu Extractum Opii

Teneur en morphine, 20 *p. c.*

Les extraits d'opium peuvent être divisés en trois groupes, suivant leur mode de préparation. Dans l'un d'eux, les liquides extractifs sont amenés directement à la consistance voulue ; dans un autre, après une première concentration, on reprend par l'eau l'extrait ainsi obtenu et on concentre à nouveau la solution filtrée ; dans un groupe intermédiaire, les liquides extractifs sont d'abord concentrés en partie ; on filtre après un repos variable et on évapore ensuite pour obtenir l'extrait.

La concentration de mes divers extraits a toujours été faite d'abord au bain-marie, puis à l'étuve à 60°, pour éviter l'action de la chaleur, et pour pouvoir mieux comparer la quantité d'extrait fournie et sa teneur en morphine à celle de l'opium.

EXTRAITS PRÉPARÉS PAR CONCENTRATION DIRECTE DU LIQUIDE

Pharmacopée allemande (p. 198). *Extractum opii. Opium-extrakt.*

Le même procédé est suivi par les Pharmacopées chilienne, russe et suisse.

Opium .... 2 parties
Eau .... 15 parties

On met l'opium concassé avec 10 parties d'eau, pendant 24 heures, à la température du laboratoire, et on agite fréquemment ; on décante et on exprime. Le reste est encore traité de la même façon avec 5 parties d'eau. Les liquides exprimés sont mélangés, filtrés et évaporés à consistance d'extrait sec.

Si c'est nécessaire, on amène l'extrait à une teneur de 20 % de morphine par addition de sucre de lait.

L'extrait d'opium est gris brun, de goût amer et donne une solution aqueuse trouble.

Essai. — On dissout 3 grammes d'extrait dans 40 grammes d'eau ; on ajoute à la solution, en évitant d'agiter, 2 cc. d'un mélange de 17 grammes d'ammoniaque et 83 grammes d'eau ; on filtre de suite sur un filtre plissé sec de 10 centimètres de diamètre ; on place 30 grammes de filtrat (=2 gr. d'extrait d'opium) dans un matras avec 10 cc. d'éther acétique et 5 cc. du mélange de 17 grammes d'ammoniaque et 83 grammes d'eau.

Le dosage est ensuite le même que pour l'opium.

50 cc. de la solution de morphine = 1 gramme d'extrait d'opium.

La teneur en morphine de 1 gramme d'extrait s'obtient en multipliant par 0.02852 le nombre de cc. de la solution HCl N/10 employés pour la neutralisation de la morphine.

Le rendement en extrait a été trouvé égal à 45,2 % et le titre obtenu 20,82 %.

100 grammes d'opium desséché à 60° contiennent 9,98 de morphine et fournissent 45,2 d'extrait ; le titre de cet extrait étant 20,82 %, les 45 gr. 2 d'extrait contiennent 0,2082 × 45,2

= 9,41. Le rapport de la morphine contenue dans l'extrait à la morphine contenue dans l'opium est

$$\frac{9.41}{9.98} = \frac{94.29}{100} = 94.29\ \%.$$

Le titre de l'extrait devant être 20 %, 20,82 de morphine doivent être contenus dans 20,82 × 100/20 = 104,10 ; donc, à 100 grammes d'extrait il faut ajouter 4 gr. 1 de sucre de lait.

Ce corps est le seul indiqué par les Pharmacopées pour être ajouté à l'extrait dont le titre est trop élevé, tandis que, pour diminuer la proportion de morphine contenue dans la poudre d'opium, les Pharmacopées font ajouter des substances diverses, entre autres, comme la Pharmacopée allemande, de l'amidon de riz.

Pourquoi la Pharmacopée allemande indique-t-elle pour le dosage de l'extrait un procédé qui ne diffère que par le texte de celui donné pour l'opium ? Il me semble que cette Pharmacopée, ainsi que celle de Russie, de Suisse, de Hongrie, auraient pu se contenter de ne mettre le dosage de la morphine qu'à l'article opium, et qu'il était tout à fait inutile de le répéter pour chacune des préparations opiacées.

Pharmacopée chilienne (p. 134). *Extractum Opii. Extracto de opio. Extracto tebaïco.*

Poudre rouge gris ; son soluté aqueux est trouble.

Dissolvez 3 grammes d'extrait dans 40 grammes d'eau ; ajoutez au soluté 2 grammes d'un mélange composé de 17 grammes d'ammoniaque et 83 grammes d'eau ; mêlez en inclinant le récipient ou le vase en divers sens (évitez d'agiter brusquement) ; versez immédiatement le liquide sur un filtre plissé de 10 centimètres de diamètre. Prenez 30 gramme du liquide filtré et terminez l'essai comme il est indiqué à opium (voir p. 36). On doit obtenir au moins 36 centigrammes et au plus 40 centigrammes de morphine, ce qui correspond à un titre de 18 à 20 %.

Le titre obtenu a été 24,715 %. La morphine obtenue a le même aspect que celle obtenue en partant de l'opium et la couleur 128 D du C. C.

100 grammes d'opium desséché à 60° contiennent 11.925 de morphine et fournissent 45,2 d'extrait à 24,715 %, soit 11,171 de morphine. Le rapport de la morphine dissoute à la morphine de l'opium est

$$\frac{11.171}{11.925} = 93.67\ \%.$$

Le titre de l'extrait devant être 20 %, il faut ajouter 23 gr. 57 de sucre de lait à 100 grammes d'extrait.

Pharmacopée russe (p. 151). *Extractum Opii. Extract opia.*

3 grammes d'extrait sont traités comme dans l'essai de la Pharmacopée chilienne ; mais la morphine est recueillie et dosée comme dans le procédé belge (v. p. 33).

Le titre obtenu a été 23,10 %. La morphine a les mêmes caractères que celle obtenue pour l'extrait chilien.

100 grammes d'opium desséché à 60° contiennent 11,15 de morphine et fournissent 45,2 d'extrait à 23,10 %, soit 10,44 de morphine. Le rapport de la morphine dissoute à la morphine de l'opium est

$$\frac{10.44}{11.15} = 93.64\ \%.$$

Le titre de l'extrait devant être 20 %, il faut ajouter 15 gr. 5 de sucre de lait à 100 grammes d'extrait.

Pharmacopée suisse (p. 161). *Extractum Opii seu Opii extractum.*

Le dosage est le même que pour la Pharmacopée allemande ; mais on emploie l'éther au lieu de l'éther acétique.

Le titre trouvé a été 21,38 %.

100 grammes d'opium desséché à 60° contiennent 10,12 de morphine et fournissent 45,2 d'extrait à 21,38 %, soit 9,664 de morphine. La proportion de la morphine dissoute à la morphine de l'opium est

$$\frac{9.664}{10.12} = 95.49\ \%$$

Le titre de l'extrait devant être 20 %, il faut ajouter 6 gr. 9 de sucre de lait à 100 grammes d'extrait.

Pharmacopée britannique (p. 119). *Extractum Opii. Extract of Opium.*

Opium coupé......................	1.000 gr.
Eau distillée......................	7 litres et demi.

Laissez de côté l'opium coupé avec un tiers de l'eau distillée pendant 24 heures ; exprimez le liquide ; mêlez complètement le résidu de l'opium avec un autre tiers de l'eau distillée ; laissez de côté pendant 24 heures ; exprimez ; répétez l'opération avec le tiers restant de l'eau distillée ; mélangez les liquides ; filtrez à travers une flanelle ; évaporez à environ 500 grammes.

Essai. — L'analyse se fait comme celle de l'opium, en employant 7 grammes d'extrait au lieu de 14 grammes d'opium ; cet extrait doit contenir 20 % de morphine.

Ici, on ne peut parler de rendement en extrait, puisqu'il doit être de 50 %.

Le titre trouvé a été de 23,20 %.

100 grammes d'opium desséché à 60° contiennent 14,376 de morphine et fournissent 50 grammes d'extrait à 23,20 %, soit 11,60 de morphine. La proportion de la morphine dissoute à la morphine de l'opium est

$$\frac{11.6}{14.376} = 80.69\ \%.$$

Le titre de l'extrait devant être 20 %, il faut ajouter 16

grammes de sucre de lait à 100 grammes d'opium. Si l'on amène à 20 % par l'addition d'un extrait d'opium moins riche, il faut, évidemment, se baser sur la richesse de chacun des extraits.

En desséchant à 60° l'extrait de la Pharmacopée anglaise, j'ai constaté qu'il perdait encore 7,21 % de son poids ; la dessiccation à 100° m'a donné une perte totale de 12,835 %. Allen et Brewis (2) ont obtenu une perte de 11,16 % en desséchant à 100°-105° un extrait anglais.

Pharmacopée des Etats-Unis (p. 144). *Extractum Opii. Extract of Opium.*

Opium en poudre............................ 100 gr.
Sucre de lait récemment desséché et en poudre fine,
Eau, de chaque q. s.

Triturez l'opium en poudre dans un mortier, en une pâte fine, avec 250 cc. d'eau, transférez dans une bouteille d'une capacité de 1.000 cc.; lavez le mortier avec 750 cc. d'eau par portions successives et ajoutez les eaux de lavage au contenu de la bouteille. Bouchez la bouteille et secouez-la vigoureusement toutes les 2 heures pendant 12 heures. Filtrez sur un double filtre, filtrant vite, et versez de l'eau sur le magma lentement, jusqu'à ce que le filtrat passe à peu près incolore et à peine amer.

Concentrez le filtrat et les eaux de lavage dans une capsule tarée au bain-marie, jusqu'à ce que le contenu pèse environ 200 grammes, et laissez refroidir. Pesez alors exactement, mettez 12 grammes dans un flacon d'Erlenmeyer ayant une capacité d'environ 100 cc. et déterminez sur cette portion la quantité de morphine par le procédé indiqué ci-dessous en employant les quantités de liquide indiquées pour 4 grammes d'extrait sec. Sur une autre portion de 5 grammes, déterminez la proportion d'eau en chauffant dans une capsule à fond plat à 100° C. (212° F.), jusqu'à poids constant. Des résultats ainsi obtenus, déterminez par le calcul la proportion de morphine et d'eau contenue dans le reste de l'extrait ; ajoutez-y suffisamment de sucre de lait desséché pour porter la quantité de morphine dans l'extrait final sec à 20 %; alors évaporez le tout à sec, réduisez en poudre et mettez en petites fioles bien bouchées.

Essai :

Extrait d'opium, desséché à 100° C. (212° F.). 4.0 gr.
Ammoniaque liquide.......................... 2.2 cc.
Alcool,
Ether,
Eau,
Eau de chaux, de chaque q. s.

Dissolvez l'extrait d'opium dans 30 cc. d'eau, filtrez la solution à travers un petit filtre, lavez le filtre et le résidu avec de l'eau, jusqu'à ce que toutes les matières solubles soient enlevées, en recueillant à part les eaux de lavage. Evaporez dans une capsule tarée, au bain-marie, les eaux de lavage à un petit volume, ajoutez le premier filtrat et évaporez le tout de façon à avoir un poids de 10 grammes. Faites tourner la solution concentrée dans la capsule, jusqu'à ce que les anneaux d'extrait soient redissous, versez le liquide dans un flacon d'Erlenmeyer taré d'une capacité de 100 cc. environ et rincez la capsule avec quelques gouttes d'eau à la fois jusqu'à ce que la solution complète pèse 15 grammes. Ajoutez 7 grammes (ou 8,5 cc.) d'alcool, agitez bien le flacon, ajoutez 20 cc. d'éther et répétez l'agitation. Alors ajoutez l'ammoniaque liquide avec une pipette ou une burette graduée, bouchez le flacon avec un bon bouchon, agitez-le soigneusement pendant 10 minutes et alors mettez-le de côté dans un lieu modérément frais pendant au moins 6 heures ou la nuit.

Le dosage est ensuite le même que pour l'opium, mais on emploie 15 cc. d'éther, puis 15 cc. d'éther (au lieu de 10 cc. chaque fois), on lave avec en tout 10 cc. d'eau (au lieu de 15 cc.).

A la fin, le poids de morphine pure obtenu est multiplié par 25, ce qui donne le pourcentage.

Dans ce procédé, on laisse reposer les liquides tout le temps nécessaire aux essais à effectuer, mais ce sont les mêmes liquides que l'on concentre ; aucune filtration n'enlève le dépôt qui a pu se former.

Pour filtrer rapidement sur un double filtre, j'ai mis deux filtres non plissés dans un entonnoir et ai facilité l'opération au moyen du vide.

Pour 100 grammes d'opium, le résidu calculé par l'évaporation de 5 grammes de liquide concentré serait 48,948. Ce rendement est élevé, parce qu'on verse de l'eau sur l'opium jusqu'à ce que le filtrat soit incolore et à peine amer ; dans les autres procédés, il reste toujours du liquide imprégnant le marc, quelque forte que soit l'expression ; ici, il en reste encore, mais l'opium est épuisé.

La quantité de morphine contenue dans cet extrait (en calculant d'après celle de 12 grammes de liquide concentré) serait 11,302. La morphine ainsi obtenue a le même aspect que celle obtenue en partant de l'opium, mais sa couleur a le numéro 117 du C. C.

100 grammes d'opium contiennent 14,39 de morphine ; l'extrait correspondant contient 11,302 de morphine ; le rapport de la morphine dissoute à celle de l'opium est donc

$$\frac{11.302}{14.39} = 78.54 \%.$$

La proportion de sucre de lait à ajouter se calcule de la manière suivante :

Le liquide concentré à un poids P, on en prélève p qui sert au dosage de la morphine et à la détermination du résidu sec. 5 grammes de liquide concentré laissent un résidu r ; P-p fournira $\frac{P-p}{5} \times r = R$. 12 grammes de liquide concentré contiennent m de morphine ; P-p contient

$$\frac{P-p}{12} \times m = M.$$

Le titre de l'extrait devant être 20 %, le poids d'extrait à obtenir doit être égal à 5 M. La quantité de sucre à ajouter est donc égale à 5 M—R.

Après addition de sucre de lait desséché, on évapore à sec, probablement à 100° puisque la proportion d'eau contenue dans 5 grammes de liquide concentré a été déterminée en chauffant à 100° et que l'essai se fait sur l'extrait desséché à cette même température. En ajoutant le sucre de lait au liquide avant la dernière évaporation, le sucre se dissout dans la solution et le produit est plus homogène que lorsqu'on mêle le sucre et l'extrait sec pulvérisé.

Extraits préparés par concentration du liquide, repos, filtration et nouvelle concentration

Pharmacopée néerlandaise (p. 139). *Extractum Opii.*

On épuise l'opium de la même manière que dans le procédé allemand, mais les liquides réunis sont évaporés à nouveau à 80°, jusqu'à réduction au double du poids de l'opium ; après repos de 24 heures et filtration, on prépare un extrait sec.

On détermine ainsi la quantité de morphine que contient l'extrait d'opium :

1 gr. 5 d'extrait d'opium sont dissous dans 10 cc. d'eau, placez-les dans une capsule tarée, et ajoutez 10 cc. d'un mélange récent d'hydrate de chaux et d'eau (1=20) et suffisamment d'eau pour que le poids total du contenu soit de 30 grammes. Mettez de côté 3 heures en remuant souvent. Filtrez. 20 grammes du filtrat (=1 gr. d'extrait) avec 10 cc. d'éther et 200 milligrammes de chlorure d'ammonium sont convenablement agités un quart d'heure ; laissez reposer 24 heures. (Le reste du dosage comme pour l'opium.)

L'extrait d'opium, additionné d'eau (1=10), fournit un liquide clair ou presque clair, très brun, de saveur très amère, qui fournit un mélange clair par addition de volume égal d'alcool.

Le titre doit être 19,6 à 20,4 %, d'après le supplément de la Pharmacopée (p. 26).

Le rendement en extrait a été 45,06 %.

100 grammes d'opium desséché à 60° contiennent 13,81 de morphine et fournissent 45,06 d'extrait à 24,3 %, soit 10,95 de morphine. La proportion de la morphine dissoute à la morphine de l'opium est

$$\frac{10.95}{13.81} = 79.29\ \%.$$

Le titre de l'extrait devant être, en moyenne, de 20 %, il faut ajouter 21 gr. 5 de sucre de lait à 100 grammes d'extrait.

Pharmacopée italienne (p. 141). *Extractum opii aquosum. Estratto di oppio acquoso. Estratto tebaico. Estratto del Baumé.*

Les liquides extractifs sont préparés comme dans le procédé anglais ; après filtration, on les réduit, au bain-marie, au tiers de leur volume ; on décante « après un repos convenable » et on évapore au bain-marie, à 60°, jusqu'à consistance d'extrait sec.

Quelle est la durée de ce repos convenable ? Elle n'est pas indiquée ; j'ai laissé au repos pendant 24 heures, temps qui m'a paru suffisant.

Le rendement obtenu a été 44,65 %.

Ayant constaté, à diverses reprises et sur plusieurs échantillons d'opium, que le procédé de titrage de la morphine dans l'opium indiqué par la Pharmacopée italienne n'était pas pratique, je n'ai pas cru devoir l'employer pour le titrage des préparations opiacées. L'extrait a été essayé d'après le procédé belge et le procédé français ; quant à la teinture d'opium et au laudanum, je les ai titrés seulement par le procédé français, qui m'a paru préférable.

A. *Codex français.* — En suivant le procédé français, j'ai trouvé un titre de 24,50 %. La morphine obtenue a les caractères de la morphine obtenue avec l'extrait français (v. p. 70).

100 grammes d'opium desséché à 60° contiennent 14,80 de morphine et fournissent 44,65 d'extrait sec à 24,50 % de morphine, soit 10,94 de morphine. La proportion de la morphine dissoute à la morphine de l'opium est

$$\frac{10.84}{14.80} = 73.92\ \%.$$

Le titre de l'extrait devant être 20 %, il faut ajouter 22 gr. 5 de sucre de lait à 100 grammes d'extrait.

B. *Pharmacopée belge.* — En suivant le procédé belge, j'ai trouvé un titre de 22,60 %. La morphine obtenue a les caractères de la morphine retirée de l'extrait belge (v. p. 67).

100 grammes d'opium desséché à 60° contiennent 11,15 de morphine et fournissent 44 gr. 65 d'extrait sec à 22,60 % de morphine, soit 10 gr. 1 de morphine. La proportion de la morphine dissoute à la morphine de l'opium est

$$\frac{11.15}{10.1} = 90.58\ \%.$$

Le titre de l'extrait devant être 20 %, il faut ajouter 13 grammes de sucre de lait à 100 grammes d'extrait.

Pharmacopée belge (p. 176). *Opii extractum. Extrait d'opium. Extrait gommeux d'opium. Extrait thébaïque.*

Opium	Q. V.
Eau	Q. S.

Concentrez les liquides extractifs au bain-marie jusqu'au double du poids de l'opium employé ; laissez refroidir et déposer ; filtrez, puis évaporez jusqu'à sec à une température ne dépassant pas 60°. Pulvérisez et dosez.

Dosage de la morphine. — Dissolvez 3 grammes d'extrait dans 40 grammes d'eau ; mélangez-y, en agitant sans secousse, 2 grammes de solution normale d'ammoniaque et versez le tout sur un filtre plissé de 10 centimètres de diamètre. Recueillez 30 grammes du filtrat, que vous traitez comme il est indiqué à l'article *Opii pulvis.*

La poudre cristalline obtenue représente la quantité de morphine contenue dans 2 grammes d'extrait. Calculez la proportion pour cent.

[Pour préparer les liquides extractifs, on mélange, dans un récipient fermé, la drogue convenablement divisée avec 4 à 8 fois son poids du dissolvant, on laisse en contact pendant 24 heures, en agitant fréquemment la masse, on passe, puis on exprime.

On remet le marc en macération pendant 12 heures avec 2 à 4 fois son poids du dissolvant ; on exprime de nouveau (p. 99)].

Pour une partie d'opium, j'ai employé d'abord six parties d'eau, puis trois parties ; j'ai laissé déposer 24 heures avant de filtrer et de concentrer définitivement.

Le rendement a été de 45.375 %.

Le titre trouvé est 21,60 %.

La morphine obtenue a le même aspect que celle de l'opium, mais sa couleur est le 142 du C. C.

100 grammes d'opium desséché à 60° contiennent 11,15 de morphine et fournissent 45 gr. 375 d'extrait sec à 21,6 % de morphine, soit 9 gr. 70 de morphine. La proportion de la morphine dissoute à la morphine de l'opium est

$$\frac{9.70}{11.15} = 87\ \%.$$

Le titre de l'extrait devant être 20 %, il faut ajouter 8 grammes de sucre de lait à 100 grammes d'extrait.

Au cas où la réduction au titre officiel aurait lieu au moyen d'un extrait moins riche, on se baserait sur le titre de chacun des deux extraits.

Pharmacopée hongroise (p. 128*). *Extractum Opii.*

Poudre d'opium.............................. 100 gr.

Faites macérer en agitant fortement avec :

Eau distillée.............................. 800 gr.

Au bout d'un jour, filtrez la partie claire du liquide sur un morceau d'étoffe et exprimez fortement à la presse. Evaporez au bain-marie le liquide purifié par le repos jusqu'à un résidu de 100 grammes.

Ensuite diluez avec :

Eau distillée.................................. 300 gr.

Filtrez le liquide refroidi ; évaporez-le au bain-marie à consistance de miel ; étendez-le en couche mince et évaporez-le à sec à une douce chaleur. L'extrait sec doit être réduit en poudre.

C'est une poudre gris noir, d'odeur opiacée.

Le dosage de la morphine se fait selon la méthode belge.

J'ai laissé reposer 24 heures.

Le rendement a été 41.317 %.

Le titre trouvé a été 22,15 %. La morphine obtenue a les mêmes caractères que celle de l'extrait belge (v. p. 67).

100 grammes d'opium desséché à 60° contiennent 11,15 de morphine et fournissent 41 gr. 317 d'extrait sec à 22,15 % de morphine, soit 9 gr. 15 de morphine. La proportion de la morphine dissoute à la morphine de l'opium est

$$\frac{9.15}{11.15} = 82.60\ \%.$$

Le titre de l'extrait devant être 20 %, il faut ajouter 10 gr. 75 de sucre de lait à 100 grammes d'extrait.

Le texte latin de cette Pharmacopée contient une erreur dans le dosage de la morphine : il y est dit que la morphine doit être lavée avec l'éther acétique. Si l'on se reporte, dans la même Pharmacopée, au dosage de la morphine dans l'opium, on voit que le lavage doit être fait par l'eau saturée d'éther acétique : l'éther acétique n'est du reste employé qu'après dilution pour le lavage de la morphine.

Extraits repris

Pharmacopée autrichienne (p. 129). *Extractum Opii.*

Les liquides extractifs, préparés comme dans la Pharmacopée allemande, sont évaporés à consistance de miel ; on dissout alors cet extrait dans un poids d'eau égal à celui de l'opium mis en œuvre ; on laisse reposer, on filtre, on évapore au bain-marie et à sec ; on réduit en poudre.

Le dosage de la morphine se fait de la même manière que dans la Pharmacopée chilienne.

J'ai laissé reposer la solution d'extrait pendant 24 heures.

Le rendement obtenu a été 44.96 %.

Le titre trouvé a été 24,15 %.

La morphine obtenue a les mêmes caractères que celle de l'extrait chilien (v. p. 59).

100 grammes d'opium desséché à 60° contiennent 11,85 de morphine et fournissent 44 gr. 96 d'extrait à 24,15 %, soit 10 gr. 86 de morphine. La proportion de la morphine dissoute à la morphine de l'opium est

$$\frac{10.86}{11.85} = 91.64\ \%.$$

Le titre de l'extrait devant être 20 %, il faut ajouter 20 gr. 75 de sucre de lait à 100 grammes d'extrait.

Codex français (p. 279). *Extrait d'opium. Extrait thébaïque. Extractum opii.*

Opium de Smyrne........................	1.000 gr.
Eau distillée............................	12.000 gr.

Coupez l'opium en tranches très minces et divisez-le dans les deux tiers de l'eau, de façon à obtenir une bouillie claire. Laissez macérer pendant 24 heures ; passez et exprimez. Versez sur le marc le reste de la quantité d'eau prescrite ; agitez. Après 12 heures de macération, passez avec expression.

Réunissez les deux liqueurs, filtrez et évaporez au bain-marie en consistance d'extrait mou.

Reprenez cet extrait par 10 parties d'eau distillée froide ; laissez reposer le soluté pour séparer les matières insolubles ; filtrez et évaporez au bain-marie en consistance d'extrait ferme.

Cet extrait devant, conformément aux décisions de la Conférence de Bruxelles, renfermer **20 pour cent** de morphine, il est nécessaire qu'il soit titré.

Caractères. — Extrait de couleur brun rougeâtre, à odeur vireuse rappelant celle de l'opium. Dissous à froid dans 10 fois son poids d'eau distillée, il donne un soluté légèrement louche.

Réaction d'identité. — Dissolvez 0.25 gramme d'extrait d'opium dans 5 grammes d'eau distillée, ajoutez 1 à 2 gouttes d'acide chlorhydrique officinal, puis 10 cc. d'éther ; agitez et laissez reposer. Décantez ensuite cet éther dans un tube à essai et agitez-le avec 2 à 3 cc. d'eau renfermant une goutte de soluté officinal de perchlorure de fer : par le repos, le liquide aqueux se sépare coloré en rouge.

Dosage de la morphine. — Dosez la morphine en suivant le procédé indiqué à l'article « Opium de Smyrne », en opérant seulement sur une prise d'essai de 3 grammes.

Dans le cas où cet extrait renfermerait plus de 20 % de morphine, vous le ramènerez au titre voulu en l'additionnant de la quantité nécessaire de sucre de lait.

Le rendement obtenu a été 51,70 %.

Le titre trouvé a été 21.60 %.

La morphine ainsi obtenue a le même aspect que celle obtenue avec l'opium ; sa couleur est 103 D du C. C.

100 grammes d'opium desséché à 60° contiennent 14,80 de morphine et fournissent 51 gr. 70 d'extrait à 21,60 %, soit 11,17 de morphine. La proportion de la morphine dissoute à la morphine de l'opium est

$$\frac{11.17}{14.80} = 75.61\ \%.$$

Le titre de l'extrait devant être 20 %, il faut ajouter 8 grammes de sucre de lait à 100 grammes d'extrait.

Cet extrait a perdu, par dessiccation à 60°, 9,264 % de son poids.

Pharmacopée espagnole (p. 294). *Extractum aquosum opii. Extracto acuoso* de *opio.*

Opium contenant au moins 10 % de morphine.. 100 gr.
Eau distillée.............................. Q. S.

Réduisez l'opium en petits fragments et laissez macérer pendant 12 heures avec 600 grammes d'eau, malaxez-le dans le même liquide jusqu'à le délayer complètement, laissez macérer pendant 12 autres heures et filtrez le liquide sur un linge, exprimez légèrement le résidu. Répétez avec ce dernier deux autres macérations avec chaque fois 400 grammes d'eau.

Réunissez les liquides ; laissez éclaircir par le repos, décantez et évaporez au bain-marie entre 60° et 70°, en consistance d'extrait mou ; dissolvez celui-ci dans 800 grammes d'eau, filtrez le liquide sur le papier et évaporez au bain-marie en consistance d'extrait sec.

Essai. — Mêlez exactement par trituration au mortier 7.5 grammes d'extrait avec 8 grammes de chaux récemment éteinte, pour avoir une masse homogène, mettez cette masse dans une capsule avec 150 grammes d'eau distillée et procédez comme pour l'essai de l'opium.

Le rendement obtenu a été 45 gr. 714.

Le titre trouvé a été 26 %, qui, pour les raisons indiquées au titrage de l'opium, a été multiplié par 100/93, ce qui l'a porté à 27,96 %.

La morphine obtenue a les mêmes caractères que celle de l'opium, mais sa couleur est 112 du C. C.

100 grammes d'opium desséché à 60° contiennent 15 gr. 60 de morphine et fournissent 45 gr. 714 d'extrait à 27,96 % de morphine, soit 12 gr. 78 de morphine. La proportion de la morphine dissoute à la morphine de l'opium est

$$\frac{12.78}{15.60} = 81.92\ \%.$$

Le titre de l'extrait devant être 20 %, il faut ajouter 39 gr. 80 de sucre de lait à 100 grammes d'extrait.

⁂

Pour pouvoir comparer les méthodes officielles de préparation de l'extrait d'opium, je suis toujours parti de l'opium sec. Dans la pratique, on épuise toujours directement l'opium brut ; il en résulte que le rendement en extrait peut varier dans de très fortes proportions.

Certaines Pharmacopées n'indiquent pas les quantités de matières solubles que l'opium cède à l'eau : ce sont celles de l'Angleterre, de la Belgique, des Etats-Unis et de la Hongrie.

La Pharmacopée allemande n'indique rien à ce sujet ; mais, d'après les chiffres mentionnés pour le dosage de la morphine dans l'opium, on peut conclure qu'elle admet un rendement de 60 % (v. p. 37).

Quant aux autres Pharmacopées, elles donnent le rendement de l'opium en extrait, mais leurs chiffres sont bien différents.

« 100 parties d'opium ne doivent pas donner moins de 40 d'extrait », *Pharmacopée autrichienne* (p. 274).

« L'opium doit se dissoudre dans l'eau, laissant un résidu de 45 % au moins », *Pharmacopée espagnole* (p. 438).

« L'opium ne dissout dans l'eau que la moitié de son poids », *Pharmacopée russe* (p. 336).

« L'opium ne doit pas contenir plus de 15 % d'eau et donner moins de 50 % d'extrait aqueux sec », *Pharmacopée néerlandaise* (p. 285).

La poudre d'opium, desséché à 60°, doit, — disent les Pharmacopées du Chili (p .233) et de la Suisse (p. 336), — fournir au moins 50 % d'extrait.

« L'opium cède à l'eau environ 60 % de son poids », *Pharmacopée italienne* (p. 222).

« L'opium officinal, desséché à 60°, doit renfermer au minimum 10 % de morphine. Il doit, en outre, fournir 42 % d'extrait aqueux ; celui-ci devra renfermer la totalité de la morphine, c'est-à-dire 20 % au minimum », *Codex français* (p. 439).

Une des raisons de la variabilité des chiffres donnés pour le rendement en extrait est que, dans certains pays, on ne spécifie pas si l'opium doit être sec ou humide, tandis que, dans d'autres, on précise la proportion d'eau contenue dans l'opium, et que, enfin, des Pharmacopées disent de sécher l'opium à 60°. Une autre raison de cette variabilité des chiffres du rendement est que la dessiccation de l'extrait est poussée plus ou moins loin.

L'opium brut contient des quantités variables d'eau. Evanssons, Lescher and Webb (63 et 66) ont trouvé des opiums qui contenaient jusqu'à 27 % et même jusqu'à 29,7 % d'eau : mais la proportion habituelle est plus faible.

André et Leulier (4) ont trouvé une moyenne de 22,6 % ; de son côté, Guéry (84, p. 22) n'en a constaté que 6,85 à 17,39, avec une moyenne de 12,319 %.

Les dosages que j'ai effectués sur divers échantillons d'opium commercial m'ont donné une moyenne d'environ 20 % d'eau, chiffre identique à celui obtenu par Yvon (201).

Le rendement de 42 % d'extrait aqueux indiqué par le Codex français a été critiqué et trouvé inexact. André et Leulier (4) disent que l'opium desséché à 100° fournit en moyenne 52,367 % d'extrait ; Camous (22) signale pour l'opium sec un rendement de 46,6 %.

En réalité, le chiffre donné par le Codex est exact ; mais il est fourni par l'opium brut et non par l'opium desséché. C'est ce que spécifie bien Yvon (201, p. 345) : « L'opium naturel, à l'état frais, renferme 20 % d'eau et fournit 42 % d'extrait ferme préparé selon les indications du Codex ».

L'opium desséché à 60° renfermant 3 % d'eau, 100 grammes d'opium brut correspondent à environ 83 grammes d'opium desséché à 60° ; puisqu'ils fournissent 42 grammes d'extrait, on voit que le rapport du poids de l'extrait au poids de l'opium desséché à 60° est

$$\frac{42}{83} = 50.6 \%,$$

tandis que le rapport du poids de l'extrait au poids de l'opium desséché à 100°, devient

$$\frac{42}{80} = 52.50 \%,$$

c'est-à-dire le chiffre cité par André et Leulier.

M. Buchet a bien voulu me faire savoir que, dans les laboratoires de la Pharmacie centrale de France, les rendements obtenus, rapportés à l'opium séché à 60°, varient entre 45,5 % et 51 %, avec une moyenne de 48,05 %.

De tous les chiffres qui viennent d'être cités, on peut conclure que le rendement moyen obtenu en partant de l'opium desséché à 60° est d'environ 50 %.

Si, en suivant le procédé du Codex français, on fait un extrait avec 100 grammes d'opium brut, on traite celui-ci par 1.200 (100 × 12) grammes d'eau ; si on fait un extrait avec de l'opium desséché dont le poids corresponde à celui de l'opium humide, c'est-à-dire, en l'espèce, avec 80 grammes, on emploiera 960 (80 × 12) grammes d'eau ; la même quantité d'opium subira donc l'action de quantités d'eau très différentes. Il est fort probable que, dans ces conditions, l'épuisement ne se fera pas de la même manière, et que le rendement ne sera pas le même.

Le Codex français dit que « l'extrait doit renfermer la totalité de la morphine de l'opium ». Cette affirmation est erronée. Des chiffres que j'ai donnés pour le dosage de l'opium d'après les procédés à l'eau seule et ceux à la chaux, ainsi que des chiffres que j'ai trouvés pour le titrage des extraits, il résulte que toute la morphine ne se retrouve pas dans l'opium.

Si le dosage de la morphine est fait d'après un procédé à la chaux, on ne retrouve dans l'extrait que 75 à 80 % de la morphine contenue dans l'opium ; si on a employé, pour le dosage de l'opium, un procédé à l'eau seule, on ne trouve dans l'extrait, au maximum, que 96 % de la morphine.

Il semble que l'on doive retrouver, dans un extrait fait à l'eau, toute la morphine que l'on a constatée par le titrage à l'eau d'un opium. Il en serait ainsi, si, dans la préparation de l'extrait, l'on renouvelait les additions d'eau sur l'opium pendant assez longtemps pour que l'opium soit complètement épuisé ; mais on obtient alors un tel volume de liquide chargé de substances extractives, que l'action de la chaleur doit être prolongée pendant un temps considérable, d'où résulte une perte réelle de morphine : c'est ce que j'ai constaté pour l'extrait de la Pharmacopée des Etats-Unis, qui, ainsi qu'on l'a vu, ne contient pas 80 % de la morphine ayant existé dans l'opium. Il est donc préférable de perdre la partie de la morphine se trouvant dans les liquides qui imbibent le marc.

André et Leulier (4) ont constaté que, pour l'extrait du Codex français, la perte en morphine variait entre 8,01 et 23,51, en moyenne 15,984 % de la morphine contenue dans l'opium.

Guéry (84, p. 34) a trouvé des pertes variant de 16,7 à 21,97 %.

Van de Kreke et Swart (102) ont trouvé que 89,49 % de la morphine contenue dans l'opium se retrouvaient dans l'extrait.

La reprise par l'eau froide de l'extrait aqueux primitif

d'opium a pour but de séparer la narcotine et d'autres substances inactives ou nuisibles (Soubeiran et Regnauld [187], pp. 80 à 83 ; Bourgoin [17], p. 452 ; Pouchet [172], pp. 535 à 537). En effet, l'eau froide dissout les alcaloïdes qui sont dans l'opium à l'état de sels et une partie de la narcotine, celle-ci étant surtout dans l'opium à l'état de liberté ; pendant la concentration de cette solution, la majeure partie des substances résineuses et oléagineuses dissoutes se séparent avec la narcotine et forment un dépôt ne contenant que très peu de morphine, dépôt qui ne se dissout pas lorsqu'on reprend l'extrait primitif par l'eau (procédés autrichien et autres).

Dans le procédé néerlandais et ceux du même groupe, les faits se passent de même pendant la concentration de la solution primitive et le repos qu'on lui fait subir.

Lorsque le titre trouvé dépasse 20 %, toutes les Pharmacopées prescrivent de ramener l'extrait au titre voulu par l'addition de sucre de lait.

On a proposé comme diluants d'autres produits inertes, notamment les extraits de pissenlit, de réglisse, de gentiane, de chiendent : ce dernier a été récemment indiqué par le Syndicat général de la Droguerie française.

La Wall (106) a critiqué l'emploi de la gentiane à cause de son goût fort, amer, qui pourrait masquer le goût caractéristique de beaucoup de drogues et rendre l'identification difficile.

De toutes les substances devant être ajoutées à un extrait d'opium trop riche en morphine, celle de beaucoup préférable est l'extrait d'opium à un titre plus faible que le titre officiel. Si l'on admet, d'une manière générale, que la morphine doit être titrée dans l'opium et les préparations opiacées, c'est parce qu'on considère la moindre proportion des autres alcaloïdes qui s'y trouvent, les difficultés que présente leur dosage, et non parce qu'on nie leur existence ou leur efficacité.

On ne doit pas perdre de vue que l'extrait d'opium agit non seulement par sa morphine, mais encore par ses autres alcaloïdes, et que l'ensemble des alcaloïdes de l'opium n'existe pas constamment dans la drogue dans la même proportion. Or, faire ajouter un corps inerte à un extrait trop riche en morphine équivaut à dire, soit que la morphine agit seule, soit que tous les alcaloïdes sont dans la même proportion. Cela n'étant pas exact, il est préférable, comme le font les Pharmacopées anglaise et belge, de se servir d'un extrait pauvre pour ramener au titre officiel les extraits trop riches : ceci est surtout vrai lorsque, comme dans le cas de la Pharmacopée espagnole, il faut ajouter à 100 grammes d'extrait 40 grammes d'une matière inerte. A quoi, du reste, peuvent servir les extraits pauvres, sinon à être mêlés à des extraits riches ? Ils pourraient évidemment être employés à la préparation des alcaloïdes de l'opium ; mais le prix de revient de ces alcaloïdes serait trop majoré.

Sauf deux Pharmacopées étudiées, toutes les autres font obtenir un extrait sec. Les deux exceptions sont contenues dans les formulaires de l'Angleterre et de la France, où l'extrait doit avoir une consistance ferme ; j'ai indiqué ci-dessus (pp. 61 et 71) les quantités d'eau qui se trouvent dans ces extraits.

Les extraits desséchés à 60° retiennent encore de l'eau ; en les desséchant à 100°, j'ai constaté une perte moyenne de 2,13 %. De Bournonville (18) cite, pour l'extrait belge, une teneur en eau variant entre 3 et 5 %. Altan (3) a étudié un extrait préparé comme celui de la Pharmacopée allemande, mais par évaporation à sec dans le vide ; il a constaté des teneurs en eau variant entre 2,20 et 9 %.

Les extraits de consistance ferme perdent en général de l'eau.

Fricotel (76, pp. 150 à 152), qui a étudié la conservation des extraits fermes, a trouvé, pour l'extrait d'opium, que la diminution de l'humidité avait surtout lieu pendant les trois premiers mois qui suivent leur préparation ; la teneur en eau, qui était 18,90 %, est passée, au bout de ce temps, à 12,97 % ; l'évaporation s'est ralentie et est devenue si peu sensible que, sept mois après sa préparation, l'extrait contenait 12,81 % d'eau.

L'extrait français que j'ai étudié dans ce travail, conservé six mois, n'a pas changé de consistance ; sa teneur en eau est restée constante. L'extrait anglais, conservé aussi longtemps, a, lui, absorbé de l'humidité; desséché à 60°, il a perdu 8.98 % de son poids.

Les extraits de consistance ferme se conservent en pots ; ils subissent donc plus facilement les influences extérieures que les extraits secs qui, après pulvérisation, peuvent être mis dans des flacons bouchés à l'émeri. Ayant mis un extrait sec dans un pot et l'y ayant conservé six mois, j'ai constaté qu'il avait repris de l'eau, s'était aggloméré, avait acquis la consistance d'un extrait ferme ; desséché alors à 60°, cet extrait a perdu une quantité d'eau égale à 9,34 % de son poids. Une autre partie de cet extrait sec, conservé le même laps de temps dans un flacon à l'émeri, a gardé la forme pulvérulente, et, desséché à 60°, n'a perdu que 3,47 % de son poids.

Des chiffres obtenus par la conservation en pots, il résulte que les extraits tendent à acquérir une teneur en eau constante, qui, ici, est voisine de 9 %; mais cette teneur doit varier suivant l'opium qui a été employé à préparer l'extrait et suivant les conditions de la conservation.

Un autre avantage des extraits secs est que, pour leur préparation, tout le monde desséchera jusqu'à poids constant ; au contraire, les termes « extrait ferme » et « de consistance pilulaire » permettent des variations assez grandes, dues aux appréciations personnelles du préparateur. Ce que dit Bourquelot (19) pour l'extrait de noix vomique : « Il fallait remplacer notre extrait *ferme* par un extrait *sec*, seule forme pharmaceutique pouvant répondre à un dosage exact », pourrait s'appliquer également à l'extrait d'opium.

CHAPITRE III

Teinture d'opium

Les préparations alcooliques à base d'opium sont d'emploi récent, puisque la première formule que j'aie pu trouver est dans le *Dispensatorium Borusso-Brandenburgicum* de 1758 (53 p. 85). C'est une *Essentia anodina ex Laudano*, qui se prépare par solution de 3 drachmes de laudanum opiatum dans 3 onces d'esprit de vin rectifié. (Le laudanum opiatum dont il est question est un opiat contenant, à côté de l'opium, du safran et divers autres produits.)

Dans le même formulaire, on voit (p. 211) une *Tinctura opii D. Craanii*, obtenue par l'action de l'esprit de vin rectifié sur un mélange d'extrait aqueux d'opium et de sel de tartre.

De pareils produits ne paraissent pas avoir eu beaucoup de succès, puisqu'il faut aller jusqu'en 1818 pour trouver à nouveau une formule de préparation alcoolique d'opium de même genre.

Le Codex français de cette époque (147, p. 122) indique une teinture d'extrait d'opium préparée en dissolvant 30 grammes d'extrait aqueux dans 360 grammes d'alcool à 22° B. (soit 56°).

Le mode de préparation et les proportions sont les mêmes dans les Codex français de 1837 (148, p. 278), de 1866 (149, p. 386) et de 1884 (150, p. 603) ; mais le degré de l'alcool employé est passé à 60° (1866), titre auquel il a été maintenu dans le Codex de 1884.

La Commission internationale, présidée par von Waldheim, proposa, en 1884 (194, p. 349), l'emploi de l'alcool à 70°, pour préparer, par lixiviation, une teinture à 10 %. La nécessité d'une formule unique avait été démontrée peu de temps avant par Squire (188), qui avait fait voir que, pour les Pharmacopées officielles, le titre de la teinture d'opium variait de 1/6 à 1/12.

La Conférence de Bruxelles donne les indications suivantes pour la teinture d'opium :

Opii tinctura seu Tinctura Opii.

Préparer à 10 p. c. par percolation au moyen de l'alcool à 70 p. c. Teneur en morphine : 1 p. c.

Peu de Pharmacopées suivent les prescriptions formulées. Les unes font préparer la teinture par percolation ; d'autres emploient la macération ; d'autres font dissoudre l'extrait aqueux dans de l'alcool ; quant au titre de l'alcool employé, il varie de 35° à 70°.

Pour les teintures, comme pour les laudanums — question qui sera étudiée dans le chapitre suivant, — j'ai déterminé :

1° La densité, qui a été prise par la méthode du flacon, en opérant à +15° ;

2° Le poids des gouttes, qui ont été comparées aux gouttes d'eau fournies au même moment par le même compte-gouttes, celui-ci, comme le dit la Conférence de Bruxelles (29, p. 151), donnant, à 15°, 20 gouttes d'eau distillée par gramme ;

3° La quantité minima d'eau nécessaire pour amener un trouble persistant dans 10 cc. de teinture ou *Coefficient d'eau*, de Domergue (56) ;

4° Le résidu laissé par évaporation et dessiccation à 60° ;

5° La teneur en morphine.

TEINTURES PRÉPARÉES PAR PERCOLATION

Pharmacopée néerlandaise (p. 452). *Tinctura Opii. F. I. Opii tinctura.*

Poudre d'opium.................... 10 parties
Alcool dilué........................ 2 parties

Faites macérer le mélange bien préparé pendant 12 heures dans un vase clos. Pressez légèrement la masse introduite dans un percolateur et versez une quantité d'alcool dilué telle que le liquide commence à s'écouler, le mélange étant en outre couvert d'une couche légère de liquide. Laissez le percolateur fermé pendant 24 heures. Au bout de ce temps, lixiviez avec de l'alcool dilué, de façon à recueillir .... 100 parties.

Le liquide doit s'écouler goutte à goutte. Le liquide obtenu doit reposer deux jours dans un lieu frais, puis être filtré en prenant soin que le moins possible s'évapore.

Liquide noir rouge, de saveur amère.

La teinture d'opium doit contenir environ 1 centième de morphine que l'on détermine ainsi :

Evaporez 15 gr. de teinture d'opium au bain-marie à 5 gr. Mettez-les dans une capsule tarée au moyen d'une petite quantité d'eau, ajoutez 250 milligrammes d'hydrate de chaux et suffisamment d'eau pour que le poids du contenu de la capsule soit 15 gr. 25. Mettez de côté 3 heures en remuant souvent, filtrez, et 10 grammes de filtrat (=10 gr. de teinture d'opium) avec 5 cc. d'éther et 100 milligrammes de chlorure d'ammonium ayant été bien agités pendant un quart d'heure, laissez reposer 24 heures.

Ajoutez 2 cc. 5 d'éther, versez le liquide éthéré sur un filtre sec, agitez de nouveau le liquide aqueux avec 2 cc. 5 d'éther, que vous versez sur le même filtre.

L'opération se continue ensuite comme pour le dosage de l'opium, mais on emploie 7 cc. 5 d'eau pour laver la morphine, 10 cc. d'acide sulfurique décinormal pour la dissoudre et III gouttes d'hématoxyline.

Chaque centimètre cubre d'acide combiné correspond à 28,5 milligrammes de morphine.

Poids spécifique, 0,904 à 0,914.

La teinture évaporée ne doit pas laisser moins de 4,5 centièmes.

La teinture d'opium donne 55 gouttes au gramme (page 518).

Le titre doit être 0.95 à 1.05 p. c. de morphine (supplément, p. 40).

[Alcool dilué : alcool à 70°, p. 404.]

Le titre de la teinture ainsi obtenue est 1.30 %. A 100 grammes de teinture j'ai ajouté 30 grammes d'alcool à 70°, pour la ramener au titre de 1 %. La teinture ainsi diluée présente les caractères suivants :

Densité = 0.9053.

Poids des gouttes.... { 100 gouttes pèsent 1.864.
1 gramme = 54 gouttes.

Coefficient d'eau = 1 cc. 6.

Résidu = 4.525 %.

Titre = 1.01 %.

Pharmacopée belge (p. 178). *Opii tinctura. Teinture d'opium.*

Dosage de la morphine. — Evaporez au bain-marie 50 grammes de teinture jusqu'à réduction à 15 grammes ; diluez avec assez d'eau pour obtenir le poids de 38 grammes ; ajoutez 2 grammes de solution normale d'ammoniaque, agitez légèrement, passez à travers un filtre plissé de 10 centimètres de diamètre et recueillez 32 grammes de liquide clair ; continuez le dosage comme il est indiqué à l'article *Opii pulvis*.

Le produit recueilli et pesé représente la quantité de morphine contenue dans 40 grammes de teinture. Calculez la teneur pour cent et diluez éventuellement par addition d'alcool à 70° pour obtenir une teinture au titre requis.

Aucune indication n'étant donnée sur la manière de faire la lixiviation, j'ai employé la teinture néerlandaise.

Le titre trouvé a été 1.14 %. La morphine obtenue a le même aspect que celle obtenue en partant de l'opium ; la couleur est 147 du C. C.

A 100 grammes de teinture, j'ai ajouté 14 grammes d'alcool à 70°. La teinture ainsi diluée présente les caractères suivants :

Densité = 0.9068.

Poids des gouttes.... { 100 gouttes pèsent 1.864.
1 gramme = 54 gouttes.

Coefficient d'eau = 1 cc. 4.

Résidu = 5.135 %.

Titre = 1.03 %.

Pharmacopée italienne (p. 326). *Tinctura opii. Tinctura di Oppio* (F. I.). *Tintura tebaïca.*

Poudre d'opium.................... 10 parties
Alcool à 70°, Q. S.

On laisse macérer la poudre pendant 3 jours avec 50 parties d'alcool, on introduit dans un percolateur. On recouvre d'alcool, et après 48 heures on fait écouler en ajoutant du nouvel alcool de façon à recueillir 100 parties de percolat.

Couleur jaune brun, odeur d'opium, saveur amère, réaction acide ; se trouble par l'eau. Avec le chlorure ferrique, se colore en rouge.

Doit contenir 1 % de morphine. (Voir *polvere di oppio.*)

Les teintures préparées avec l'alcool à 70° donnent 54 gouttes au gramme. 1 goutte pèse 0,018 (page 398)

Voir polvere di oppio veut dire probablement que le dosage se fait comme pour la poudre d'opium, en prenant une quantité de teinture correspondant à 20 grammes de poudre d'opium.

Densité = 0.9117.

Poids des gouttes.... { 100 gouttes pèsent 1.750.
1 gramme = 57 gouttes.

Coefficient d'eau = 1 cc. 3.

Résidu = 6.47 %.

Titre = 1.265 %.

La teinture a été essayée d'après le procédé du Codex français pour le laudanum (v. p. 111). La morphine obtenue a les mêmes caractères que celle de la teinture française (v. p. 98). Le titre obtenu (1.265) n'étant probablement pas celui que m'aurait donné le procédé italien, je n'ai pas dilué cette teinture et je m'en suis servi pour la détermination des divers caractères.

Le titre trouvé (1.265) est inférieur à celui obtenu pour la teinture de la Pharmacopée néerlandaise. Or, le procédé de titrage indiqué par cette Pharmacopée donnant des chiffres inférieurs d'environ 6 % à ceux du Codex français, la teinture italienne est nettement inférieure à la teinture hollandaise.

Il n'y a aucun avantage à laisser macérer l'opium pendant 3 jours dans 5 fois son poids d'alcool ; cette macération a même des inconvénients.

Pharmacopée des Etats-Unis (p. 474). *Tinctura Opii. Tincture of Opium. Laudanum.*

Opium granulé...................... 100 gr.
Alcool,
Eau,
Alcool dilué, de chaque Q. S. pour faire 1.000 cc.

Chauffez 400 cc. d'eau à l'ébullition et versez-la sur l'opium granulé contenu dans un récipient taré, pesez et agitez de temps en temps pendant 12 heures ; complétez alors le poids primitif par addition d'eau froide ; ajoutez 400 cc. d'alcool, versez le mélange dans une bouteille et continuez la macération pendant 48 heures, en remuant parfois. Transférez le mélange dans un percolateur, faites repasser les premières portions du liquide écoulé jusqu'à ce qu'il passe clair, et, quand le liquide cesse de s'écouler, continuez la percolation lentement en versant une quantité d'alcool dilué suffisante pour avoir 1.000 cc.

Dosée d'après la méthode d'essai ci-dessous, elle doit contenir, dans 100 cc., entre 1,2 et 1,25 de morphine cristallisable.

Au lieu de morphine cristallisable il doit falloir lire morphine cristallisée, comme il est indiqué ailleurs.

Essai :

Teinture d'opium....................	100 cc.
Ammoniaque liquide.................	3.5 cc.
Alcool,	
Ether,	
Eau,	
Eau de chaux, de chaque Q. S.	

Mettez 100 cc. de teinture d'opium dans une capsule et évaporez au bain-marie à environ 20 cc.; ajoutez 40 cc. d'eau, mélangez bien et laissez le liquide pendant une heure, en remuant de temps en temps pour désagréger les écailles résineuses adhérant à la capsule. Alors filtrez le liquide et lavez le filtre et le résidu avec de l'eau, jusqu'à élimination de tous les corps solubles (ce qui est indiqué par un filtrat presque incolore), et recueillez à part les eaux de lavage. Evaporez d'abord les eaux de lavage dans une capsule tarée, à un petit volume, ajoutez le premier filtrat et évaporez le tout de façon à avoir 14 grammes. Déterminez la morphine dans cet extrait par la méthode donnée à l'article *Opium* (voir page 41, ligne 26, commençant par « Faites tourner »), en employant les mêmes détails que pour 10 grammes d'opium, sauf que la multiplication finale par 10 ne se fait pas. Le résultat représente le poids en grammes de morphine cristallisée contenue dans 100 cc. de teinture d'opium.

[Alcool : à 95°, p. 33.
Alcool dilué : à 49°, p. 34.]
Ammoniaque liquide : à 10 % d'AzH^3, p. 50.]

Densité = 0.961.

Poids des gouttes....	100 gouttes pèsent 1.938. 1 cc. = 49 gouttes 5. 1 gramme = 51 gouttes 5.

Coefficient d'eau = 2 cc.

Résidu..............	en volume = 6.07 %. en poids = 6.316 %.
Titre................	en volume = 1.099 %. en poids = 1.144 %.

La morphine obtenue a le même aspect que celle obtenue en partant de l'opium. Sa couleur est 142 du C. C.

TEINTURES PAR MACÉRATION

Ces teintures peuvent être classées d'après le titre de l'alcool qui est employé et les proportions relatives d'opium et d'alcool.

Pharmacopée hongroise (p. 325*). *Tinctura Opii* (*Formula internationalis*).

Poudre d'opium..................... 100 gr.

Faites macérer avec :

Alcool dilué........................ 950 gr.

pendant 3 jours. Ensuite filtrez le liquide sur un linge, exprimez le résidu à la presse et complétez la teinture avec :

Alcool dilué, q. s. pour.............. 1.000 gr.

C'est un liquide alcoolique, limpide et transparent, de couleur rouge brun, d'odeur d'opium, qui mêlé à un égal volume d'alcool ne se trouble pas.

Le dosage se fait comme pour la teinture belge (v. p. 83).

Le poids de morphine, qui a été desséchée jusqu'à poids constant dans le flacon, doit être 0,38-0,40 gramme.

Si la quantité de morphine qui est déterminée, est supérieure à 0,4 gramme, alors ajoutez à la teinture d'opium suffisamment d'alcool dilué pour que la teinture contienne strictement 1 %.

Les teintures préparées avec l'alcool dilué donnent 55 gouttes au gramme. 1 goutte pèse 0,018 (page 391 *).

[Alcool dilué : à 70°, p. 387 *.]

Densité = 0.986.

Poids des gouttes.... { 100 gouttes pèsent 1.770. 1 gramme = 56 gouttes 5.

Coefficient d'eau = 1 cc. 6.
Résidu = 4.968 %.
Titre = 0.79 %.

Le titre trouvé est le résultat moyen de 4 dosages, qui ont tous donné presque le même chiffre. La morphine obtenue a le même aspect que celle obtenue en partant de l'opium. Sa couleur est 137 du C. C. (En employant le procédé indiqué par le Codex français pour le laudanum, j'ai trouvé un titre de 0.91 %.)

La Pharmacopée hongroise ne disant pas de concentrer la teinture pour la ramener à 1 %, j'ai déterminé sur la teinture préparée en suivant les prescriptions officielles, les caractères qui viennent d'être indiqués.

Le titre si faible qui a été obtenu s'explique ainsi : Lorsqu'on prépare une teinture par macération, le marc retient des quantités notables de teinture, quelque forte que soit l'expression ; lorsqu'on dilue la teinture pour l'amener à égaler 10 fois le poids de l'opium, le titre baisse dans une proportion d'autant plus grande que l'expression du marc a été moins complète, et elle ne peut jamais l'être. Voilà pourquoi le titre de la teinture terminée a été 0.79 %, alors que, avant dilution, elle avait un titre sensiblement égal à celui de la teinture suisse, préparée à peu près dans les mêmes conditions, c'est-à-dire environ 1 %.

Pharmacopée suisse (p. 486). *Tinctura Opii. Opii tinctura seu Tinctura Opii* (P. I.). *Syn. Tinctura thebaïca.*

Opium	10
Alcool dilué	95

On fait macérer en vase clos en agitant fréquemment. Au bout d'une semaine, on passe le mélange à travers un linge, et, si cela est nécessaire, on exprime le résidu. La teinture est abandonnée au repos pendant 48 heures, puis filtrée, en évitant toute évaporation.

La teinture d'opium est brun rougeâtre ; elle a l'odeur de l'opium et une saveur amère.

Un mélange de 2 volumes de teinture d'opium et de 1 volume d'eau est trouble.

Pour doser la morphine, placez dans une capsule tarée 50 grammes de teinture d'opium et évaporez au bain-marie, en agitant, jusqu'à réduction à 8 grammes, étendez d'eau jusqu'à 38 grammes, ajoutez 2 grammes d'un mélange de 17 grammes d'ammoniaque et de 83 grammes d'eau, mélangez en balançant la capsule, mais en évitant de la secouer, et filtrez immédiatement sur un filtre plissé sec de 10 centimètres de diamètre. Mélangez, dans un ballon taré, 32 grammes du liquide filtré avec 10 cc. d'éther, ajoutez peu à peu, en balançant continuellement le ballon, 4 grammes de la solution ammoniacale diluée indiquée plus haut, bouchez le ballon et agitez vigoureusement pendant 10 minutes (puis comme pour l'opium). Pour obtenir la coloration rouge pâle. il faudra employer 5,5 cc. de soude caustique, ce qui correspond à une teneur de 1 % en morphine anhydre (P. I.).

On ne doit pas utiliser une teinture d'opium renfermant moins de 1 % de morphine ; une teinture trop riche doit être ramenée au titre de 1 % de morphine anhydre par l'addition de la quantité nécessaire d'alcool dilué.

Les teintures préparées avec l'alcool dilué (*tincturæ spiritu diluto præparatæ*), donnent 55 gouttes au gramme. 1 goutte pèse 18 milligrammes (tableau des gouttes, p. 565).

[Alcool dilué : à 68°12-69°34, p. 437.]

Densité = 0.917.

Poids des gouttes.... { 100 gouttes pèsent 1.797.
1 gramme = 55 gouttes 5.

Coefficient d'eau = 1 cc. 8.

Résidu = 5.98 %.

Titre = 1.012 %.

Le titre trouvé étant très voisin de 1 %, il n'y a pas lieu de diluer cette teinture.

Dans l'avant-propos de la Pharmacopée suisse (p. XXII), on lit : « Le Conseil fédéral a déclaré, dans son adhésion à l'arrangement international de Bruxelles, qu'il acceptait la décision de la Conférence, mais qu'il se réservait le droit d'y introduire les modifications que les progrès de la science rendraient nécessaires. Comme il a été démontré depuis lors que la préparation de la teinture d'opium par percolation est peu pratique, la Commission de la Pharmacopée a dérogé sur ce point aux décisions de la Conférence et a conservé la préparation par macération ».

La Commission de la Pharmacopée paraît s'être inspirée des conclusions d'une étude de Beuttner (16), alors qu'auparavant divers auteurs, parmi lesquels Bredemann (21), Kœnig (101) et Hollmann (94) avaient prouvé les avantages de la lixiviation pour la préparation de la teinture d'opium. Les résultats que j'ai indiqués plus haut me permettent d'être d'un avis complètement opposé à celui de Beuttner. Je n'ai pas rencontré de difficultés appréciables en préparant la teinture d'opium par percolation ; je n'ai même pas eu besoin de mêler l'opium à du sable, ainsi que l'a proposé Möller (131).

Pharmacopée autrichienne (p. 385). *Tinctura Opii simplex.*

Opium	10 parties
Esprit de vin dilué..............	100 parties

Faites macérer 8 jours en agitant souvent, puis filtrez.

Liquide foncé, de couleur rouge brun, d'odeur et de saveur surtout d'opium, de poids spécifique 0,908-0,912.

100 parties doivent laisser au moins 4,5 parties de résidu.

La solution de perchlorure de fer fortement diluée, à laquelle on ajoute quelques gouttes de teinture, doit prendre une coloration rouge qui tourne au bleu par addition d'une solution diluée de ferricyanure de potassium.

Doit contenir, dans 100 parties, une partie de morphine, que l'on détermine de la façon suivante :

Evaporez au bain-marie 50 grammes de teinture dans une capsule tarée, de façon à avoir 20 grammes ; après refroidissement, ajoutez quantité suffisante d'eau pour que le poids du liquide soit 48 grammes. Mêlez en versant 2 grammes d'ammoniaque normale et filtrez de suite sur un filtre plissé de 5 centimètres de rayon. Traitez ensuite 40 grammes du liquide filtré, comme il est indiqué pour l'opium. Le poids de morphine obtenu sous forme de poudre cristalline à peu près incolore, doit être 0,40 gramme.

[Esprit de vin dilué : alcool à 68°-69°, p. 355.]

Densité = 0.91.

Poids des gouttes.... { 100 gouttes pèsent 1.76.
1 gramme = 57 gouttes.

Coefficient d'eau = 1 cc. 4.

Résidu = 5.27 %.

Titre = 0.955 %.

La morphine obtenue a les mêmes caractères que celle de la teinture hongroise (v. p. 88).

Pharmacopée chilienne (p. 327). *Tinctura Opii. Tinctura Thebaïca. Tintura de Opio. Tintura tebaïca.*

Opium	10 parties
Alcool	45 parties
Eau	50 parties

On fait macérer pendant 8 jours. La macération se pratique en vase clos, à l'abri de la lumière, en agitant fréquemment. On passe avec expression si c'est nécessaire. Le liquide passé est mis à reposer 48 heures, puis on filtre en évitant toute évaporation.

Le procédé de dosage suivi est d'abord le même que dans la Pharmacopée belge (v. p. 83), mais la morphine est recueillie suivant les indications du procédé chilien (v. p. 36).

Liquide gris rougeâtre, d'odeur d'opium et de saveur amère.

Le poids de morphine obtenu ne doit pas être inférieur à 38 centigrammes ni supérieur à 42 centigrammes. Dans le premier cas, on doit concentrer la teinture ; dans le second, diluer avec un mélange d'alcool et d'eau à parties égales, pour obtenir le titre de 1 de morphine pour 100 de teinture.

[Alcool : à 95°-96°, p. 294.]

Le titre de la teinture obtenue par le procédé de la Pharmacopée étant 1.15 %, j'ai ajouté 15 grammes d'un mélange à parties égales d'eau et d'alcool.

Les caractères de la teinture ainsi diluée sont :

Densité = 0.950.

Poids des gouttes... { 100 gouttes pèsent 1.925.
1 gramme = 52 gouttes.

Coefficient d'eau = 2 cc. 8.

Résidu = 5 %.

Titre = 1 %.

La morphine obtenue a l'aspect de celle obtenue en partant de l'opium. Sa couleur est 141 du C. C.

Il est à remarquer que la teinture se fait avec un mélange contenant 45 parties d'alcool et 50 parties d'eau, tandis qu'on dilue la teinture avec un mélange à parties égales d'alcool et d'eau.

Pharmacopée anglaise (p. 356). *Tinctura Opii. Tincture of Opium. Synonym : Laudanum.*

Opium .... 150 gr.
Alcool (90 %),
Eau distillée, de chaque, une quantité suffisante.

Triturez l'opium en pâte avec 500 cc. d'eau distillée préalablement chauffée à au moins 200° F. (93°3 C.) ; laissez de côté pendant six heures ; ajoutez 500 cc. d'alcool ; mêlez complètement ; laissez de côté dans un récipient couvert pendant 24 heures ; passez, exprimez, mêlez les liquides ; laissez de côté pendant 24 heures ; filtrez.

Déterminez la proportion de morphine dans la teinture forte résultante par le procédé suivant : Versez 80 cc. du liquide dans une capsule de porcelaine, évaporez au bain-marie jusqu'à ce que le volume soit réduit à 30 cc.; mêlez le liquide restant dans un mortier à 3 grammes de *chaux* fraîchement éteinte ; diluez le mélange avec de l'*eau* à 85 cc.; laissez de côté pendant une demi-heure en agitant parfois. Filtrez et recueillez 50 cc. de liquide (représentant 50 cc. de teinture forte) à travers un filtre plissé, ayant un diamètre d'environ un décimètre, dans une bouteille à large goulot bouchée, ayant une capacité de 200 cc.; ajoutez 5 cc. d'*alcool* (90 %) et 30 cc. d'*éther* ; agitez le mélange ; ajoutez 2 grammes de *chlorure d'ammonium* ; agitez bien et fréquemment pendant une demi-heure ; laissez de côté pendant 12 heures pour que la morphine se sépare, puis comme pour l'opium.

Prenez 0,3 gramme des cristaux, et titrez avec une *solution volumétrique décinormale d'acide sulfurique*, comme il est indiqué pour l'opium.

Ajoutez au poids de morphine anhydre, indiqué par le titrage, 0,05 gramme (ou 0,1 gramme pour chaque 100 cc. de filtrat original, si l'on a employé plus de 50 cc. pour l'essai), proportion représentant la perte moyenne pendant l'opération.

Ayant déterminé la proportion de morphine, calculée comme anhydre, présente dans 50 cc. de teinture forte, le reste doit être dilué avec une quantité suffisante d'un mélange d'alcool (90 %) et d'eau distillée, à volumes égaux, pour produire une teinture d'opium contenant 0,75 gramme de morphine, calculée comme anhydre, dans 100 cc.

La teneur de la teinture ainsi obtenue est 1.9054 pour 100 cc. La teneur devant être 0.75, 100 cc. de la teinture doivent être portés à 100/0.75 × 1.9054, soit 254 cc.; c'est ce qui a été fait par l'addition d'un mélange à volumes égaux d'alcool et d'eau.

Les caractères de la teinture diluée sont :

Densité = 0.954.

Poids des gouttes.... { 100 gouttes pèsent 2.055.
1 cc. = 46 gouttes 5.
1 gramme = 48 gouttes 5.

Coefficient d'eau = 2 cc. 7.

Résidu...............	en volume = 3.566 %.
	en poids = 3.738 %.
Titre.................	en volume = 0.746 %.
	en poids = 0.782 %.

Dowzard (57) a critiqué l'essai indiqué par la Pharmacopée ; d'après lui, les chiffres trouvés sont trop forts de 4 %, parce qu'il faut porter à 81 cc. 9, et non à 85 cc., le liquide contenant la chaux, tout en prélevant la même quantité du filtrat. Farr et Wright (70) n'ont pas admis cette conclusion : ils estiment que le volume de ce liquide doit varier entre 83.5 et 85 cc., suivant la nature des opiums.

En pratique, on s'en tient au chiffre de la Pharmacopée, très peu différent du chiffre minimum de Farr et Wright, car il faudrait, pour chaque essai, déterminer la quantité de matières dissoutes et porter le liquide à un volume d'autant moindre que l'opium est plus pauvre.

Divers auteurs ont donné les caractères de teintures qu'ils avaient préparées en suivant les indications de la Pharmacopée. Mac Walter (118) indique qu'elles laissent un résidu de 2.66 % ; Alcock (1) trouve de 3.30 % à 4.94 %, en moyenne 3.89 % ; pour Farr et Wright (69, 70), le résidu moyen est de 3.78 % et varie entre 2.84 % et 4.42 % ; Lucas et Dick (115) donnent comme chiffres 2.8 à 3.6 %, en moyenne 3.3 % ; Evans sons, Lescher et Webb (63) indiquent une moyenne de 3.7 %. Le chiffre que j'ai trouvé, 3.566 %, se rapproche bien des moyennes ci-dessus.

De même, la densité de la teinture préparée par moi, 0.954, se rapproche bien des densités données : 0.955 à 0.959, en moyenne 0.957, pour Lucas et Dick (115, 9), et 0.945 à 0.963, pour Farr et Wright (69).

Farr et Wright (71) ont étudié avec soin la préparation de la teinture d'opium par le procédé britannique ; ils ont trouvé que la teinture ne contenait pas toute la morphine de l'opium, les pertes variant de 0.8 % à 9 %, en moyenne 3.72 %.

Pour rendre cette teinture conforme aux décisions de la Conférence de Bruxelles, on a proposé d'élever le titre de 0.75 à 1 % (199). Il m'a paru intéressant de voir les caractères d'une telle teinture. A cet effet, à 100 cc. de la teinture primitive, — à 1.9054, —, j'ai ajouté 90 cc. 54 d'un mélange à volumes égaux d'eau et d'alcool, qui devaient théoriquement la ramener à 1 %. Les caractères de cette teinture sont :

Densité = 0.958.

Poids des gouttes....	100 gouttes pèsent 2.08. 1 cc. = 46 gouttes. 1 gramme = 48 gouttes.

Coefficient d'eau = 2 cc. 6.

Résidu..............	en volume = 4.766 %. en poids = 4.975 %.
Titre................	en volume = 0.996 %. en poids = 1.039 %.

Pharmacopée russe (p. 469). *Tinctura opii. Tinctura opii simplex. Opiinaïa nastoïka.*

Opium pulvérisé..................	4 parties
Alcool de vin à 70 %..............	19 parties
Eau distillée......................	19 parties

D'abord on fait macérer la poudre d'opium dans le mélange d'eau et d'alcool, pendant 7 jours, à la température de 15°-20°, en ayant soin de l'agiter aussi souvent que possible ; ensuite on décante la solution, on exprime le résidu sur la solution décantée et on filtre la solution.

La teinture d'opium ainsi obtenue est de couleur fauve sombre, d'odeur et de saveur opiacées. Sa densité est 0,974-0,978. 100 parties contiennent 1 partie de morphine.

L'essai se fait de la même manière que pour la pharmacopée belge (v. p. 83).

Le titre de la teinture ainsi obtenue étant 1.12 %, j'ai ajouté à 100 grammes de cette teinture 12 grammes d'un mélange à parties égales d'alcool et d'eau. Les caractères de la teinture ainsi préparée sont :

Densité = 0.975.

Poids des gouttes.... { 100 gouttes pèsent 2.139. 1 gramme = 47 gouttes.

Coefficient d'eau = 3 cc.

Résidu = 4.93 %.

Titre = 0.998 %.

La morphine obtenue a les mêmes caractères que celle de la teinture hongroise (v. p. 88).

Pharmacopée allemande (p. 535). *Tinctura Opii simplex. Einfache Opiumtinktur. Tinctura Opii P. I.*

Contient 1 % de morphine.

Opium moyennement pulvérisé....	15 parties
Alcool dilué....................	70 parties
Eau	70 parties

On fait macérer 8 jours, on passe, on exprime et on filtre.

Par addition d'un mélange de parties égales d'eau et d'alcool dilué, on ramène la teinture au contenu en morphine précédemment indiqué.

La teinture d'opium simple est brun rougeâtre, d'odeur opiacée et de goût amer.

Le procédé de dosage suivi est d'abord le même que le procédé belge (v. p. 83), mais, après précipitation de la morphine en présence d'éther acétique, on opère suivant le procédé donné pour l'opium par la pharmacopée allemande (v. p. 37).

[Alcool dilué : alcool à 68°-69°, p. 489.]

Le titre de la teinture ainsi obtenue étant 1.04 %, j'ai ajouté à 100 grammes de teinture 4 grammes du mélange alcool et eau de la Pharmacopée.

Les caractères de la teinture sont devenus :

Densité = 0.9754.

Poids des gouttes.... { 100 gouttes pèsent 2.174. 1 gramme = 46 gouttes.

Coefficient d'eau = 2 cc. 9.

Résidu = 5.51 %.

Titre = 1.004 %.

Ziegler (203) a indiqué que l'opium cède 57 % de son poids au mélange à parties égales d'alcool dilué et d'eau.

Le même auteur (202) a donné pour la densité le chiffre 0.977 et pour le résidu 5.332, Kunze (103) indique une densité de 0.976-0.977 et un résidu de 5.33.

Autres procédés de préparation

Les deux dernières teintures d'opium à examiner ne méritent pas le nom de teintures ; elles sont, en réalité, des solutions alcooliques d'extrait aqueux.

Codex français (p. 740). *Teinture d'opium. Tinctura opii.*

Extrait d'opium......................	5 gr.
Alcool à 70°........................	95 gr.

Laissez en contact, en vase clos, jusqu'à dissolution. Filtrez. La teinture d'opium renferme 1 % de morphine (Convention internationale).

Caractères. — Liquide de couleur brun rougeâtre, à odeur vireuse rappelant celle de l'opium, à saveur amère et légèrement aromatique, ne se troublant pas par addition de son volume d'eau distillée.

Réaction d'identité. — Elle se fait comme pour l'extrait, en employant 2 cc. de teinture au lieu d'une solution d'extrait.

100 gouttes de teinture pèsent 1 gr. 770.

1 gramme = 56 gouttes (page 824).

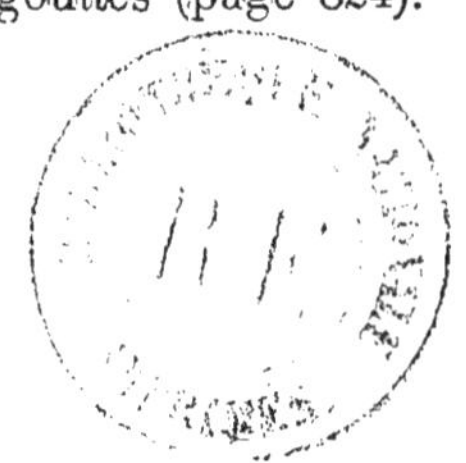

Cette préparation a les caractères suivants :

Densité = 0.908.

Poids des gouttes.... { 100 gouttes pèsent 1.817.
1 gramme = 55 gouttes.

Coefficient d'eau : ne se trouble pas par son volume d'eau.
Résidu = 4.325 %.
Titre = 0.96 %.

Le mode de dosage n'étant pas indiqué, j'ai suivi celui prescrit pour le laudanum (v. p. 111). La morphine obtenue a le même aspect que celle obtenue en partant de l'opium. Sa couleur est 128 D. du C. C.

Pharmacopée espagnole (p. 591). *Tinctura alcoholica opii. Tintura alcoholica de opio.*

Extrait d'opium...................... 5 gr.
Alcool à 70°, Q. S.

Triturez l'extrait avec la quantité d'alcool nécessaire pour obtenir, par solution et filtration, 100 grammes de produit.

Chaque gramme de teinture contient 5 centigrammes d'extrait d'opium.

1 gramme est fourni par 58 gouttes (page 14).

Voici les caractères de cette teinture :

Densité = 0.906.

Poids des gouttes.... { 100 gouttes pèsent 1.786.
1 gramme = 56 gouttes.

Coefficient d'eau : ne se trouble pas par son volume d'eau.
Résidu = 4.002 %.
Titre = 0.9946.

La Pharmacopée ne donnant pas de mode de dosage pour la teinture d'opium, j'ai évaporé 150 grammes au bain-marie à sec et j'ai traité le résidu suivant le mode opératoire indiqué pour l'opium (v. p. 25). J'ai obtenu un poids de morphine de 0.925, qui, multiplié par 100/93, donne 0.9946 %.

La morphine obtenue a les mêmes caractères que celle obtenue avec l'extrait.

Les remarques que l'on peut faire sur l'une de ces deux teintures s'appliquent aussi bien à l'autre.

Les 5 grammes d'extrait espagnol à 20 % employés pour faire la teinture se composent de 3 gr. 577 d'extrait et de 1 gr. 423 de sucre de lait. J'ai déterminé la solubilité du sucre de lait dans l'alcool à 70°, ne l'ayant trouvée dans aucun ouvrage ; j'ai constaté que 100 grammes d'alcool à 70° dissolvent, à +15°, 0 gr. 347 de sucre de lait. Les 95 grammes d'alcool employés dissolvant à peu près cette quantité, le résidu donné par la teinture doit être (3.577+0.347) 3 gr. 924, chiffre voisin du résidu trouvé.

Quant à l'extrait français, il comprend 4 gr. 630 d'extrait réel et 0 gr. 370 de sucre de lait. Les 4 gr. 630 d'extrait contenant 9.26 % d'eau, le poids d'extrait sec correspondant est 4 gr. 202, qui, ajoutés à (0.347 × 95/100) 0.329, font 4 gr. 531, chiffre à peu près égal à celui du résidu laissé par l'évaporation de la teinture.

Le Codex français aurait pu tenir compte de l'observation faite par Hérissey (90), relativement à la teinture espagnole : « Il est bien évident que la teinture préparée avec de l'extrait, même employé en quantité correspondant à celle de l'opium, ne saurait être identique à celle qui a l'opium même pour base ». Une teinture alcoolique d'opium étant précipitée par l'eau, il est certain qu'il n'y a pas identité entre les principes que l'opium cède à l'alcool et à l'eau.

Si l'on veut conserver la solution d'extrait dans l'alcool, il serait bon de suivre les indications données par Gay, en 1898 (78). Il proposait de dissoudre l'extrait dans une quantité d'eau telle que, après addition d'alcool à 90°, le degré alcoolique fût 60. En 1905, Forget (73) ne fit que répéter sous une autre forme ce qu'avait écrit Gay.

⁂

D'après les résultats obtenus pour les teintures étudiées, on voit facilement que les teintures par lixiviation sont plus riches en principes dissous que celles préparées par macération.

La lixiviation a un autre avantage : on ne perd pas la teinture qui imprègne le marc et qui y existe en forte proportion. Cripps (41) a trouvé que 100 parties de marc sortant de la presse se composaient de 50 parties de teinture d'opium. Cette proportion me semble exacte ; elle est à rapprocher de ce fait que, dans la teinture par lixiviation, l'alcool mêlé au marc ne doit contenir, à la fin d'une opération bien conduite, que des traces de matières solubles.

Quel que soit le mode de préparation employé, il se forme toujours un dépôt dans la teinture d'opium. D'après Gay (77), ce dépôt est formé de matières gommo-résineuses ; d'après Mansier (123), c'est surtout du tannin qui se dépose. J'ai constaté que si le dépôt contenait de la morphine, elle ne pouvait s'y trouver qu'en très faible quantité : une teinture d'opium a été dosée dès sa préparation ; j'ai trouvé qu'elle titrait alors 1.392 % de morphine ; l'essai ayant été recommencé un an après, j'ai constaté un titre ne différant du premier que de 0.02 % en moins.

CHAPITRE IV

Laudanum de Sydenham
Teinture d'opium safranée

Ainsi que je l'ai déjà indiqué, le mot laudanum a longtemps servi à désigner un extrait d'opium préparé de diverses manières ; on a même désigné sous ce nom des préparations ne contenant que peu d'opium ou, parfois, n'en contenant pas : c'est ainsi que Paracelse (139, p. 492 *b*) appele laudanum un produit qui ne renferme pas d'opium, et que dans la Pharmacopea Schrödero-Hoffmanniana (163, p. 270) on trouve la formule d'un *laudanum mercuriale*, dont la base est le mercure.

Sauf ces exceptions, les laudanums que l'on trouve dans les ouvrages pharmaceutiques des XVIIe et XVIIIe siècles sont des préparations où l'opium joue le rôle principal. Le grand nombre de formules, parfois très différentes entre elles, qui y sont citées, prouve la grande vogue dont jouissaient ces médicaments, dont la consistance était celle qu'ont aujourd'hui les opiats. A côté de l'opium, ils contenaient des produits divers, parmi lesquels on retrouve ceux contenus dans le laudanum de Sydenham. Sur 20 ou 30 formules de laudanum qu'il a pu recueillir, du Renou (176, p. 770 ; 177, p. 605) n'en a pas trouvé deux de semblables ; elles contiennent, dit-il, à côté de « l'essence d'opium », de « l'essence de safran » et « des choses rares et précieuses, magistères de perles, d'hyacintes, de coraulx, liqueur de perles, poudres de licorne, etc. ».

La Pharmacopée de Lille, de 1640 (165, p. 140-141), donne une composition renfermant les divers produits indiqués par du Rènou.

Sauvageon, en 1654 (180), donne une formule à peu près identique.

Hoffmann, en 1687 (163, p. 522), cite onze formules de laudanum, dont plusieurs renferment, en outre de l'opium, du safran, de la cannelle et du girofle.

En 1689, de Meuve (128, p. 373) indique une formule analogue à celle de Sauvageon ; cette formule est encore reproduite dans la Pharmacopée de Lille de 1694 (166, p. 109).

Dans sa *Pharmacopée Universelle* de 1697 (110, p. 536), Lémery indique la formule des Pilules narcotiques de Mynsicht, qui contiennent de l'extrait d'opium, du safran, des huiles de girofle et de cannelle.

Le *Dispensatorium Borusso-Brandenburgicum*, en 1758 (53, pp. 98, 104 et 105), donne cinq formules de laudanum : l'un de ces laudanums, qui est liquide, est préparé par fermentation.

Sydenham (190, p. 35) donna la formule d'un laudanum liquide, formule qui est la suivante :

Opium	deux onces
Safran	une once
Poudre de cannelle..........	} ãã un drachme
Poudre de girofle...........	}
Vin d'Espagne..............	une livre

On fait macérer deux ou trois jours au bain-marie ; on filtre et on conserve pour l'usage.

Sydenham avait surtout voulu simplifier la formule et rendre ce médicament d'un emploi facile ; il fit voir les relations existant entre le laudanum et le sirop d'opium : XVI gouttes de laudanum équivalent à une once de sirop de méconium.

La formule de Sydenham finit par être acceptée ; nous la retrouvons dans la plupart des traités de pharmacie. C'est ainsi qu'elle est donnée sans modification par Baron, dans l'édition de 1756 du *Cours de chymie de Lémery* (109, p. 761); par Boyer, en 1758 (20, p. 247) ; la même année, par le *Dispensatorium Borusso-Brandenburgicum* (53, p. 105), qui lui donne aussi le nom d'*Elixir Balsamicum ;* par la Pharmacopœa Wirtenbergica de 1760 (164, p. *b* 99) ; par la Pharmacopée de Lille de 1772 (167, p. 279), qui le nomme aussi *Tinctura Opii anodina.*

Baumé, en 1777 (12, p. 224), fait digérer 15 jours au soleil ou au bain de sable, à une chaleur équivalant à celle du soleil.

Rivet, en 1803 (178, t. II, p. 4), donne la même formule, qui deviendra celles du Codex de 1818 (147, p. 101) et du Codex de 1837 (148, p. 294).

Les proportions du Codex de 1866 (149, p. 387) sont presque identiques aux précédentes ; les petites différences sont dues uniquement à ce que, dans les Codex de 1818 et de 1837, on avait indiqué exactement les poids métriques correspondant aux mesures antérieures, tandis que, dans le Codex de 1866, les proportions des diverses substances n'ont pas été reproduites d'une manière aussi précise.

Le Codex de 1884 (150, p. 451) a reproduit la formule du Codex de 1866.

Le projet de Pharmacopée internationale de von Waldheim, 1885, comprend un *Laudanum Sydenhami*, préparé avec 10 d'opium pulv., 5 de safran, 1 de cannelle, 1 de girofle et q. s. de vin de Xérès pour obtenir, après macération, 100 de produit (194, p. 360).

A côté de cette formule de laudanum, « avec laquelle il ne faut pas, dit le projet, la confondre », il y a une *Tinctura opii crocata* (194, p. 349), préparée par macération de 10 d'opium, 10 de safran, 5 de cannelle dans q. s. d'un mélange à parties égales d'eau distillée et d'alcool à 70°, pour obtenir 100 de teinture.

Les prescriptions de la Conférence de Bruxelles sont les suivantes :

Opii tinctura crocata seu Tinctura Opii crocata seu Laudanum Sydenhami

Teneur en morphine : 1 p. c.

Les auteurs des Pharmacopées que j'ai étudiées se sont efforcé d'obtenir le titre fixé, mais ils ont employé des procédés différents : quelques-uns font agir sur l'opium l'alcool à des titres variant de 30° à 70° ; d'autres emploient le vin seul ou mêlé d'alcool ; d'autres font dissoudre l'extrait d'opium dans de l'alcool.

Laudanums préparés par macération

A. Dans l'alcool

Pharmacopée suisse (p. 488). *Tinctura Opii crocata. Opii tinctura crocata seu Tinctura Opii crocata seu Laudanum Sydenhami.*

Opium	10
Safran	3
Girofle	1
Cannelle de Chine	1
Alcool dilué	94

Préparez la teinture d'après le procédé de macération décrit à l'article teinture.

La teinture d'opium safranée est de couleur rouge jaune foncé et de couleur jaune pur quand elle est diluée ; elle a une odeur prononcée de safran et une saveur amère.

Un mélange de 2 volumes de teinture d'opium safranée et de 1 volume d'eau doit présenter un trouble très marqué. 1 goutte de teinture doit colorer nettement en jaune 1 litre d'eau.

La teinture d'opium safranée doit contenir 54-59 pour cent en poids d'alcool.

Le dosage de la morphine est commencé de la même manière que pour la teinture d'opium (v. p. 89) ; mais, après précipitation de la morphine, celle-ci est recueillie sur un filtre taré, et le dosage se termine comme dans le procédé chilien pour l'opium, mais en employant l'éther au lieu de l'éther acétique.

Le poids de morphine obtenu doit être 40 centigrammes, ce qui correspond à une teneur de 1 % de morphine anhydre.

On ne doit pas utiliser une teinture d'opium safranée contenant moins de 1 % de morphine ; une teinture trop riche doit être ramenée au titre de 1 % de morphine anhydre par l'addition de la quantité nécessaire d'alcool dilué

Le laudanum ainsi obtenu a un titre de 1.08. A 100 grammes de laudanum, j'ai ajouté 8 grammes d'alcool à 69°. Les caractères du laudanum ainsi dilué sont :

Densité = 0.916.

Poids des gouttes.... { 100 gouttes pèsent 1 gr. 805.
1 gramme = 55 gouttes.

Coefficient d'eau = 1 cc. 6.

Résidu = 6.79 %.

Titre = 0.99 %.

Il est à remarquer que la Pharmacopée suisse donne quatre fois le dosage de la morphine : dans l'opium, l'extrait, la teinture et le laudanum. Les trois premiers dosages sont volumétriques ; le dernier est pondéral, alors, semble-t-il, que le dosage de deux solutions alcooliques d'opium — teinture et laudanum — dont la teneur en morphine doit être la même — 1 % — doive se faire de la même manière. Les auteurs de la Pharmacopée ont-ils rejeté, pour le titrage du laudanum, la méthode volumétrique de peur que la couleur de la solution de morphine empêche de voir le virage ? Je n'ai trouvé aucun renseignement bibliograprique à ce sujet ; si la raison qui a guidé les auteurs de la Pharmacopée est celle que je viens d'indiquer, ils ont peut-être raison, la couleur de la morphine extraite du laudanum étant 152 du C. C., mais ils auraient pu adopter le mode opératoire qu'a fait ensuite employer la Pharmacopée allemande (v. p. 110).

La Pharmacopée dit de dessécher à 100° le filtre contenant la morphine. Contrairement à ce que dit la Pharmacopée, on obtient ainsi de la morphine avec une molécule d'eau et non de la morphine anhydre, ce dont je me suis assuré en desséchant à 110° la morphine desséchée à 100° : la perte a été 5.96 %, chiffre sensiblement égal au chiffre théorique (5.94 %).

Le laudanum est préparé avec des proportions d'alcool et d'opium égales à celles employées pour la préparation de la teinture ; mais, pour cette dernière, on fait un dosage volumétrique (le poids moléculaire étant pris égal à 285), et, pour le laudanum, on pèse la morphine desséchée à 100°, qui a pour poids moléculaire 303. Ceci explique que le titre du laudanum trouvé par moi — 1.08 — soit supérieur d'environ 6 % à celui que j'ai obtenu pour la teinture — 1.012.

Pharmacopée néerlandaise (p. 453). *Tinctura Opii crocata F. I. Opii tinctura crocata. Laudanum liquidum Sydenhami.*

Faites macérer 8 jours en agitant souvent :

Poudre d'opium	60
Stigmates de safran	20
Ecorces de cannelle en poudre	5
Girofles en poudre	5

avec un mélange de

Alcool	250
Eau	250

Passez, exprimez, filtrez après un repos de 2 jours en lieu frais. Déterminez la quantité de morphine contenue dans le liquide, et s'il est nécessaire ajoutez quantité suffisante du mélange d'alcool et d'eau pour que le liquide contienne 1 centième de morphine.

Liquide rouge foncé, d'odeur aromatique, de saveur amère et aromatique.

1 gramme de teinture d'opium safranée doit colorer nettement en jaune 1.000 cc. d'eau.

Poids spécifique, 0,957 à 0,967. La teinture évaporée ne doit pas laisser moins de 6,5 centièmes.

On détermine ainsi la quantité de morphine que contient la teinture d'opium :

Evaporez 15 grammes de teinture, additionnés de 1 gr. 5 de carbonate de soude, au bain-marie, à consistance sirupeuse ; après refroidissement, ajoutez 10 cc. d'eau. Faites déposer le liquide, rassemblez sur un filtre de poids connu la morphine brute séparée, lavez-la avec de petites quantités d'eau jusqu'à ce qu'une goutte de liquide filtré ne colore plus la phénolphtaléine. Enlevez le plus possible de liquide en exprimant doucement le filtre placé sur du papier buvard, ensuite placez la morphine avec le filtre divisé en petits morceaux dans une petite capsule et ajoutez 5 cc. d'un mélange récent d'hydrate de chaux et d'eau (1=20) et quantité suffisante d'eau pour que le poids total soit de 15,25 plus grand que le poids du filtre et de la capsule. Abandonnez 3 heures en agitant souvent, filtrez ensuite, et 10 grammes du filtrat (=10 gr. de teinture d'opium safranée) avec 5 cc. d'éther et 100 milligrammes de chlorure d'ammonium ayant été convenablement agités pendant un quart d'heure, laissez reposer 24 heures.

Ensuite comme pour l'opium, mais les quantités d'eau employées au lavage de la morphine sont moitié moindres, ainsi que la quantité d'acide dans laquelle on dissout la morphine.

Le laudanum donne 50 gouttes au gramme (page 518).

Les caractères sont :

Densité = 0.976.

Poids des gouttes.... { 100 gouttes pèsent 2.008.
1 gramme = 50 gouttes.

Coefficient d'eau = 1 cc. 4.

Résidu = 9.035 %.

Titre = 0.969 %.

Le supplément de la Pharmacopée indique (p. 40) que le titre doit être 0.95 à 1 % de morphine et donne un mode de dosage identique à celui de la teinture (v. p. 82).

Le chiffre obtenu par ce procédé est 1.34 %, qui est presque le même que celui trouvé dans le dosage de la teinture, mais qui diffère beaucoup — 37 % — de celui constaté par l'emploi de la première méthode de dosage du laudanum. Quelles en sont les raisons ?

12 grammes d'opium (quantité correspondant à 100 du mélange alcool-eau) contiennent $0.1381 \times 12 = 1.657$ de morphine, et 100 grammes de laudanum obtenu contiennent 1.34 de morphine dosée d'après le deuxième procédé, soit un rapport de 80.8 %, chiffre voisin de celui obtenu pour le laudanum français (v. p. 112).

Les chiffres obtenus dans le dosage par le premier procédé sont beaucoup plus faibles. Peut-être toute la morphine n'est-elle pas précipitée par l'action du carbonate de soude ; peut-être la morphine précipitée ne se redissout-elle pas entièrement lorsqu'on la traite par la chaux. En tous cas, ce procédé, qui était long et compliqué, a été abandonné, à juste raison me semble-t-il.

Pharmacopée chilienne (p. 328). *Tinctura opii crocata. Laudanum Sydenhami. Tintura de opio azafranado. Laudano de Sydenham.*

Opium	10 parties
Safran	3 parties
Cannelle	1 partie
Clous de girofle..................	1 partie
Alcool	45 parties
Eau	50 parties

Liquide jaune rouge foncé, d'odeur de safran et de saveur amère. 1 ou 2 gouttes colorent nettement en jaune 1 litre d'eau.

La teneur en morphine se détermine exactement comme pour la *Tinctura opii* ; elle doit être de 1 de morphine pour 100 de teinture.

Les caractères de cette préparation sont :

Densité = 0.961.

Poids des gouttes.... { 100 gouttes pèsent 1.956. 1 gramme = 51 gouttes.

Coefficient d'eau = 2 cc.

Résidu = 7.58 %.

Titre = 1.03 %.

La morphine obtenue a le même aspect que celle obtenue avec l'opium ; la couleur est 157 du C. C.

Pharmacopée russe (p. 471). *Tinctura opii crocata. Schafrano-opiinaïa nastoïka.*

Opium pulvérisé..................	15 parties
Safran	5 parties
Girofles concassés................	1 partie
Ecorce de cannelle concassée......	1 partie
Esprit de vin à 70 %..............	75 parties
Eau distillée.....................	75 parties

On fait macérer 7 jours dans le mélange d'alcool et d'eau. On décante, on exprime bien le résidu sur la solution décantée, on laisse déposer et on filtre.

La teinture d'opium safranée est limpide, de couleur jaune fauve foncé, d'odeur de safran, d'opium et d'épices, de saveur amère. Sa densité est 0,980-0,984. Elle contient 1 % de morphine.

Le dosage est le même que pour la teinture d'opium (voir page 95).

Les caractères sont :

Densité = 0.983.

Poids des gouttes.... { 100 gouttes pèsent 2.152. 1 gramme = 46 gouttes 5.

Coefficient d'eau = 2 cc. 2.

Résidu = 7.11 %.

Titre = 0.92 %.

La morphine obtenue a le même aspect que celle obtenue avec l'opium ; sa couleur est le 156 du C. C.

Pharmacopée allemande (p. 533). *Tinctura Opii crocata. Safranhaltige Opiumtinktur. Tinctura Opii crocata P. I.*

Contient 1 % de morphine.

Opium moyennement pulvérisé....	15 parties
Safran	5 parties
Girofles grossièrement pulvérisés..	1 partie
Cannelle de Ceylan grossièrement pulvérisée	1 partie
Alcool dilué....................	70 parties
Eau	70 parties

Par addition d'un mélange de parties égales d'eau et d'alcool dilué, on ramène la teinture au titre en morphine précédemment indiqué.

La teinture d'opium safranée est rouge-jaune foncé, par dilution jaune clair, a l'odeur du safran et un goût amer.

Le dosage est d'abord le même que pour la teinture, mais les cristaux de morphine ayant été dissous dans l'acide chlorhydrique, on ajoute à la solution environ 0.01 de charbon animal pur fraîchement calciné, on agite vivement et on dilue à 100 cc. le liquide décoloré. On filtre sur un filtre sec dans un entonnoir sec. On prend 50 cc. (=20 gr. de teinture d'opium safranée), puis comme pour la teinture d'opium simple.

J'ai constaté les caractères suivants :

Densité = 0.984.

Poids des gouttes.... { 100 gouttes pèsent 2 gr. 215.
1 gramme = 45 gouttes.

Coefficient d'eau = 2 cc. 1.

Résidu = 7.229 %.

Titre = 0.97 %.

Ziegler (202) indique, pour la densité, le chiffre de 0.987, et, pour le résidu, celui de 7.43 %.

Codex français (p. 372). *Laudanum de Sydenham. Tinctura Opii crocata.*

Poudre d'opium..................	100 gr.
Safran incisé.....................	50 gr.
Essence de cannelle de Ceylan......	1 gr.
Essence de girofle................	1 gr.
Alcool à 30°......................	1.000 gr.

Faites macérer en vase clos pendant 10 jours, en agitant de temps en temps ; passez. Exprimez fortement et filtrez.

Un gramme de laudanum correspond à *dix centigrammes* de poudre d'opium ou à *cinq centigrammes* d'extrait et doit contenir *un centigramme* de morphine (Convention internationale).

Caractères. — Liquide jaune foncé, à odeur de safran, de saveur amère, d'une densité voisine de celle de l'eau.

Réaction d'identité. — Se fait comme pour la teinture.

Dosage de la morphine. — Evaporez au bain-marie 60 grammes de laudanum, de manière à chasser l'alcool, et traitez le résidu suivant le procédé indiqué pour l'opium de Smyrne ; vous devrez obtenir un poids de morphine voisin de 0,60 gramme.

100 gouttes de laudanum pèsent 2 gr. 340.

1 gramme = 43 gouttes (page 823).

J'ai déjà signalé, il y a deux ans (27), que le poids de morphine à obtenir en partant de 60 grammes de laudanum, était 0 gr. 40, et non 0 gr. 60 ; le résidu de l'évaporation du laudanum est, en effet, traité par la chaux et l'eau, et, après filtration, on prend une quantité de liquide correspondant aux deux tiers du laudanum mis en œuvre.

Pour préparer le laudanum, j'ai employé la poudre d'opium ramenée, par addition de sucre de lait, à 10 % de morphine. Les caractères du laudanum ainsi obtenu sont les suivants :

Densité = 0.998.

Poids des gouttes.... { 100 gouttes pèsent 2 gr. 387.
1 gramme = 42 gouttes.

Coefficient d'eau = 3 cc. 2.

Résidu = 8.673 %.

Titre = 0.755 %.

La morphine a le même aspect que celle retirée de l'opium ; sa couleur est 128 A du C. C.

Pancier signala (137) que le laudanum, préparé d'après les indications du Codex, ne pouvait titrer 1 % de morphine, celle-ci n'étant pas contenue dans 100 grammes de laudanum, mais dans 100 grammes d'alcool augmentés du poids des substances dissoutes.

Grimbert (83) indiqua que toute la morphine de l'opium se trouve dans le laudanum formé ; mais les chiffres qui ont été donnés par Pancier (138), par Debourdeaux (42), par Guéry (84, pp. 53 à 66) et par moi-même (28), infirment cette conclusion.

En calculant la quantité totale de laudanum qui s'est formée en prenant les doses du Codex, j'ai montré (28) que cette quantité ne renfermait que 82.6 à 91.23 % (moyenne, 88.2) de la morphine de l'opium, et que à 1 de morphine contenue dans l'opium correspondait, pour le laudanum, un titre de 0.76 % à 0.86 % (moyenne, 0.82) de morphine. Cette dernière moyenne est, d'après Pancier et Guéry, 0.75 % ; d'après Debourdeaux, elle est 0.80 %, variant de 0.78 à 0.82.

Le laudanum dont les caractères ont été détaillés ci-dessus, titre 0.755 ; la quantité totale de laudanum qui s'est formée est 109 gr. 72 ; cette quantité contient donc 0 gr. 828 de morphine, chiffre qui se rapproche du plus faible de ceux précédemment obtenus par moi.

La morphine contenue dans l'opium ne passe pas intégralement en solution dans l'eau (préparation des extraits) ou dans l'alcool (teinture et laudanum). La variabilité des rapports cités par les différents auteurs montre que les proportions entre les combinaisons solubles de morphine et les combinaisons insolubles de cet alcaloïde varient suivant les différents opiums. La morphine insoluble n'existait presque pas dans l'opium sur lequel a opéré Grimbert ; dans d'autres opiums, on peut en trouver jusqu'à 25 %.

Le Codex de 1884 indiquait (150, p. 451) que 4 grammes de laudanum correspondaient à 0 gr. 50 d'opium brut (les poids de vin et d'opium étant 1.600 et 200) ; mais Lambert, en 1897 (105), et Gay, en 1898 (78), signalèrent que le rapport indiqué était inexact ; ils proposèrent une quantité de liquide suffisante pour obtenir un poids de laudanum égal à 10 fois celui de l'opium. Dufau (58) n'était donc pas fondé à dire, en 1911, que personne n'avait remarqué l'erreur du rapport apparent entre les quantités d'opium et de dissolvant employées.

Pharmacopée hongroise (p. 326). *Tinctura Opii crocata (Formula Internationalis).*

Poudre d'opium	50 gr.
Safran	25 gr.

sont mis à macérer avec :

Eau alcoolique de cannelle	250 gr.
Alcool dilué	250 gr.

Après trois jours, filtrez le liquide sur un linge, exprimez à la presse le résidu, et, avec un liquide de même composition, portez à 500 grammes.

Après repos, filtrez.

C'est un liquide alcoolique, transparent et limpide, ayant en couche mince une couleur rouge orangé, sentant la cannelle.

2 cc. de teinture mêlés à 5-6 gouttes d'eau sont rendus fortement troubles ; et si vous mêlez sur une plaque de porcelaine une goutte à une goutte d'acide sulfurique concentré, il se produit une couleur bleue qui passe bientôt au noir. Doit contenir 1 % de morphine, que l'on détermine de la même façon qu'il est prescrit pour la teinture d'opium simple.

Si la teinture contient plus de morphine, il faut la diluer avec un liquide formé à parties égales en poids d'eau alcoolique de cannelle et d'alcool dilué préparé pour cela, pour que la morphine contenue soit amenée exactement à 1 %

Conservez avec soin dans des bouteilles de couleur noire et qui doivent être remplies jusqu'en haut.

La teinture d'opium safranée donne 52 gouttes au gramme. 1 goutte pèse 0,019 (page 391 *).

L'eau alcoolique de cannelle se fait ainsi (page 40 *) :

Poudre de Cinnamonum Cassia......	500 gr.
Alcool concentré....................	500 gr.

Mettez dans un vase que l'on puisse fermer. Le jour suivant, versez le mélange dans un alambic et entraînez en distillant avec les vapeurs d'eau, 2.000 grammes.

C'est une eau trouble, qui se clarifie ensuite, de saveur douce, alcoolique, d'odeur de cannelle. Poids spécifique, 0,970-0,972.

Les caractères du laudanum ainsi préparé sont :

Densité = 0.963.

Poids des gouttes.... { 100 gouttes = 2 gr. 103.
1 gramme = 50 gouttes.

Coefficient d'eau = 2 cc. 2.

Résidu = 6.72 %.

Titre = 0.75 %.

La morphine obtenue a le même aspect que celle retirée de l'opium ; sa couleur est 132 du C. C.

En employant le procédé de dosage indiqué, pour le laudanum, par le Codex français, j'ai trouvé un titre de 0.87 %.

Le titre du laudanum obtenu est faible ; les raisons sont celles que j'ai indiquées pour la teinture (v. p. 88).

Pharmacopée autrichienne (p. 384). *Tinctura Opii crocata.*

Safran	2 parties
Opium	10 parties
Esprit de vin dilué..............	40 parties
Eau de cannelle...................	60 parties

Faites macérer pendant 8 jours en agitant très souvent, puis filtrez.

Liquide foncé de couleur orangé foncé, d'odeur surtout d'opium et aussi de safran, de saveur épicée, amère et âcre, de poids spécifique, 0,985-0,992.

100 parties doivent laisser au moins 5 parties de résidu.

La solution de perchlorure de fer fortement diluée, à laquelle on ajoute quelques gouttes de teinture, doit prendre une couleur rouge, et ajoutée alors à une solution diluée de ferricyanure de potassium doit prendre de suite une couleur bleue.

Doit contenir dans 100 parties 1 partie de morphine, que l'on détermine de la même façon que pour la teinture d'opium simple.

L'eau de cannelle (page 42) se prépare de la façon suivante :

Ecorce de cannelle...............	10 parties
Esprit de vin....................	10 parties

Faites macérer 12 heures.

Ensuite entraînez en distillant d'après les règles de l'art :

Eau de cannelle.................	100 parties

Liquide d'abord trouble, puis petit à petit devenant limpide, de densité 0,96-0,98, d'odeur et de saveur de cannelle et alcoolique

Les caractères de cette préparation sont :

Densité = 0.981.

Poids des gouttes.... { 100 gouttes pèsent 2 gr. 232.
1 gramme = 45 gouttes.

Coefficient d'eau = 1 cc. 8.

Résidu = 6.42 %.

Titre = 0.885 %.

La morphine obtenue a les mêmes caractères que celle retirée du laudanum hongrois (voir ci-dessus).

B. Macération dans un liquide vineux

Pharmacopée espagnole (p. 617). *Vinum opii compositum. Vino de opio compuesto. Tintura de opio azafranado. Laudanum ex Sydenham. Tinctura vinosa opii composita. Tinctura opii crocata.*

Opium	100
Cannelle de Ceylan..................	10
Clous de girofle....................	10
Safran	50
Vin blanc sec, Q. S. pour...........	1.000

Réduisez en poudre grossière les substances solides, faites macérer avec 800 grammes de vin pendant 10 jours, en un flacon bouché, agitant de temps en temps ; passez le liquide sur un linge en exprimant le résidu ; faites-le macérer avec 200 autres grammes de vin pendant 48 heures et passez avec expression ; réunissez les liquides, filtrez sur papier et lavez le filtre avec la quantité de vin nécessaire pour obtenir 1.000 grammes de produit, que vous conserverez en flacons bien bouchés.

Contient 1 % de morphine et chaque gramme de laudanum 10 centigrammes d'opium.

Ce laudanum donne 40 gouttes au gramme (page 14).

Les caractères de ce produit sont :

Densité = 1.024.

Poids des gouttes.... { 100 gouttes pèsent 3 gr. 114.
1 gramme = 32 gouttes.

Coefficient d'eau : Ne se trouble pas par son volume d'eau.

Résidu = 9.137 %.

Titre = 0.978 %.

La Pharmacopée ne donnant pas de procédé de dosage, j'ai suivi celui employé pour la teinture d'opium (v. p. 98). Le poids de morphine ainsi obtenu est 0.910, qui, multiplié par 100/93, donne 0.978.

La morphine obtenue a les mêmes caractères que celle retirée de l'opium.

La Pharmacopée indique que 40 gouttes de laudanum pèsent 1 gramme. Il y a là une erreur, les liquides fournissant 40 gouttes au gramme ont un titre en alcool de 30° environ (par exemple, le laudanum du Codex français), et le vin blanc sec ne dépasse pas 15°.

J'ai déterminé la densité et le résidu de vin blanc employé ; ils ont été 0.996 et 2.364. Ces chiffres font mieux voir les quantités de matières dissoutes.

Pharmacopée des Etats-Unis (p. 503). *Vinum Opii. Wine of Opium.*

Opium	100 gr.
Cannelle de Saïgon.................	10 gr.
Girofles	10 gr.
Alcool,	
Vin blanc, de chaque Q. S. pour faire	1.000 cc.

Mélangez 150 cc. d'alcool et 850 cc. de vin blanc. Faites macérer l'opium, la cannelle de Saïgon et les girofles dans un récipient bouché, dans un lieu modérément chaud, avec 750 cc. de ce mélange, pendant 7 jours, en agitant parfois ; filtrez alors sur du coton purifié, dans un entonnoir bien couvert, en faisant repasser les premières portions jusqu'à ce que le filtrat passe complètement clair, et finalement passez assez de liquide sur le résidu pour que le produit mesure 1.000 cc.

Ainsi qu'on le voit, le vin d'opium ne contient pas de safran et ne peut, par suite, entrer strictement dans la catégorie des produits que la Conférence de Bruxelles a rangés sous le nom de « Teinture d'opium safranée » ; sauf cette différence, il ressemble aux autres préparations de la même catégorie ; il convenait donc de l'étudier ici.

Voici les caractères obtenus :

Densité = 0.998.

Poids des gouttes.... { 100 gouttes pèsent 2.457.
1 gr. ou 1 cc. = 40 gouttes 5.

Coefficient d'eau = 5 cc. 6.
Résidu (en poids et en volume) = 7.365 %.
Titre (en poids et en volume) = 1.069 %.

La morphine obtenue a le même aspect que celle retirée de l'opium ; sa couleur est 138 du C. C.

De même que pour la préparation précédente, j'ai déterminé la densité et le résidu du mélange alcool-vin ; ils ont été 0.977 et 1.65 %.

AUTRES PROCÉDÉS DE PRÉPARATION

Pas plus que les teintures d'opium du Codex français et de la Pharmacopée espagnole ne sont réellement des teintures d'opium, les deux produits ci-après ne méritent le nom de teinture d'opium safranée.

Pharmacopée belge (p. 178). *Opii tinctura crocata. Teinture d'opium safranée. Laudanum de Sydenham.*

Extrait d'opium......................	50
Teinture de safran..................	150
Essence de cannelle..................	1
Eugénol	1
Alcool à 70°..........................	798
	1.000

Dissolvez et filtrez.

Cette préparation renferme 1 % de morphine, dosée d'après le procédé décrit à l'article *Opii tinctura*.

La teinture de safran (page 90) se prépare par macération de 10 de safran pour 100 d'alcool à 60°.

Les caractères de cette préparation sont :

Densité = 0.913.

Poids des gouttes.... { 100 gouttes pèsent 1 gr. 824.
1 gramme = 55 gouttes.

Coefficient d'eau = 5 cc. 6.

Résidu = 5.42 %.

Titre = 0.98 %.

La morphine obtenue a le même aspect que celle retirée de l'opium ; sa couleur est 146 du C. C.

L'extrait dont je me suis servi était l'extrait belge ramené à une teneur de 20 %.

Pharmacopée italienne (p. 190). *Laudanum. Laudano. Tintura di-oppio crocata. Vino oppiato composto. Laudano liquido del Sydenham.*

Extrait d'opium..................	50 parties
Teinture de safran...............	150 parties
Essence de cannelle..............	1 partie
Essence de girofle...............	1 partie
Alcool à 70°......................	798 parties

On dissout le tout et on filtre.

Contient 1 % de morphine.

Le laudanum donne 55 gouttes au gramme. 1 goutte pèse 0,018 (page 398).

La teinture de safran (page 328) se prépare en faisant macérer 1 d'opium dans 10 d'alcool à 70°, en deux fois.

Le produit ainsi préparé a les caractères suivants :

Densité = 0.9084.

Poids des gouttes.... { 100 gouttes pèsent 1 gr. 775.
1 gramme = 56 gouttes.

Coefficient d'eau = 4 cc. 2.

Résidu = 5.39 %.

Titre = 0.97 %.

Comme dans la préparation précédente, le titre de l'extrait a été ramené à 20 % ; le dosage de l'extrait et celui du laudanum ont été faits d'après les procédés du Codex français.

La morphine obtenue a l'aspect de celle retirée de l'opium par le procédé français et la couleur 128 D du C. C.

⁂

La formule que Sydenham avait donné à son laudanum liquide a été très modifiée dans les Pharmacopées que je viens d'étudier. La plus importante des modifications est la proportion d'opium que contient le produit : 1 pour 10 au lieu de 1 pour 8.

Une autre modification est à citer : la substitution complète de l'alcool au vin, sauf dans les Pharmacopées de l'Espagne et des Etats-Unis.

D'après la Conférence de Bruxelles (29, p. 151), « en principe, il y a lieu à l'avenir de ne pas donner la forme de vin médicinal à un médicament héroïque ». Les délégués suisses à la Conférence avaient demandé l'exclusion des vins, « vu l'impossibilité de se procurer dans tous les pays des vins identiques » (29, p. 131) ; mais la Conférence paraît avoir surtout tenu compte de l'observation très juste des délégués belges : « La notion du vin est inséparable d'une dose relativement forte — 30 à 50 centimètres cubes — telle que la capacité d'un verre à vin. Le vin médicinal est donc une forme médicamenteuse qui ne convient pas aux produits actifs dont les préparations ne peuvent souvent être administrées qu'à la dose de quelques gouttes ou de quelques grammes (29, p. 126) ».

Les autres changements introduits me paraissent moins heureux.

Le remplacement de la cannelle et du girofle par leurs essences, a été proposé, il y a longtemps, dans le but de supprimer le trouble continuel dû à la présence dans ces deux corps de tannin, incompatible avec la morphine ; mais l'opium contient déjà du tannin, et Mansier (123) a constaté que, pendant sa conservation, la teinture d'opium laisse précipiter seulement du tannin. Il se forme, en effet, dans le laudanum du Codex fraçais, un dépôt, bien que la cannelle et le girofle aient été remplacés par leurs essences.

Soubeiran (187, t. II, p. 85), examinant le dépôt formé dans un laudanum préparé par la formule du Codex de 1866, identique à celle du Codex de 1884, dit qu'il n'était constitué que par de la matière colorante, à l'exclusion de morphine. Ayant conservé pendant plus d'un an du laudanum du Codex de 1908, j'y ai retrouvé, au bout de ce temps, le titre de 0.755 qu'il avait au moment où il venait d'être préparé.

La plupart des Pharmacopées qui font employer la macération prescrivent d'agiter le mélange ; d'après certaines d'entre elles, cette opération doit être fréquemment renouvelée. J'ai démontré (28) qu'il ne fallait pas attacher une réelle importance à cette agitation.

La solution d'un extrait dans l'alcool a été critiquée par Soubeiran (187, t. II, p. 85) ; elle l'a été par Nigrisoli (136), qui, ayant étudié le laudanum italien, trouve que celui-ci ne contient pas l'ensemble des substances de l'opium et que l'extrait d'opium se prête peut-être plus à la fraude que l'opium même.

CHAPITRE V

Poudre de Dover

Ainsi que je l'ai indiqué ci-dessus, les formules dans lesquelles se trouvait l'opium étaient parfois fort compliquées. Dover proposa une nouvelle formule, qu'il publia, en 1733, dans son livre : *The ancient physicians legacy to his country*. La poudre se préparait ainsi : « Prenez d'opium une once, de nitre et de tartre vitriolé (sulfate de potasse) de chaque quatre onces, ipéca une once. Mettez le nitre et le tartre vitriolé dans un creuset chauffé au rouge et agitez jusqu'à ce qu'ils soient fondus. Versez dans un mortier de fer, et le mélange à peine froid ajoutez l'opium, réduisez en poudre très fine et ajoutez l'ipéca ».

La formule de Dover subit, au début, peu de modifications. Swediaur (189, p. 396) la reproduit textuellement.

Le Codex de 1818 (147, p. 290) prescrit les mêmes quantités d'ipéca, de nitrate et de sulfate de potasse, mais il ajoute une once de réglisse et emploie une once d'extrait sec au lieu d'une once d'opium. Bien que les auteurs du Codex de 1818 aient dit reproduire la formule de Swediaur, on voit qu'ils ont ajouté un corps nouveau et qu'ils ont fait passer à 2/11 la proportion d'opium qui était 1/10.

Les Codex de 1837 (148, p. 440) et de 1866 (149, p. 543) emploient les mêmes proportions des mêmes éléments, mais ils les font sécher à l'étuve.

Le Codex de 1884 (150, p. 522) donne la formule qui est restée officielle en France.

Squire, en 1881 (188), étudie seize Pharmacopées et montre que treize prescrivent 1 partie d'opium pour 10 de poudre, une prescrit 1 partie d'opium pour 12 de poudre, et deux prescrivent 1 partie d'extrait d'opium pour 11 de poudre, la quantité d'ipéca étant toujours 1.

Von Waldheim (194, p. 327) propose, comme formule : opium, 1 ; ipéca pulv., 1 ; sulfate de potasse, 8.

La Conférence de Bruxelles donne les indications suivantes :

Opii et Ipecacuanhœ pulvis compositus seu Pulvis Doveri

A 10 p. c. de poudre d'opium.

Les différentes Pharmacopées étudiées se sont ralliées à quatre formules.

La Pharmacopée espagnole (154, p. 484) et le Codex français (151, p. 545) font prendre 10 d'opium, 10 d'ipéca, 40 d'azotate de potasse et 40 de sulfate de potasse.

Les Pharmacopées britannique (146, p. 271), néerlandaise (160, p. 312) et russe (162, p. 365) prescrivent 10 d'opium, 10 d'ipéca et 80 de sulfate de potasse.

Les Pharmacopées autrichienne (156, p. 292) et hongroise (159, p. 255 *) formulent 10 d'opium, 10 d'ipéca et 80 de sucre.

Dans les Pharmacopées allemande (152, p. 408), belge (157, p. 136), chilienne (153, p. 257), italienne (155, p. 245) et suisse (158, p. 363), ainsi que dans celle des Etats-Unis (161, p. 370), la poudre est formée de 10 d'opium, 10 d'ipéca et 80 de sucre de lait.

L'opium que les Pharmacopées prescrivent d'employer est la poudre ramenée à 10 % ; la teneur en morphine est donc, d'après chaque Pharmacopée, de 1 %, sauf pour la poudre de Dover préparée d'après la Pharmacopée des Etats-Unis, ce formulaire disant que la poudre d'opium doit titrer de 12 à 12.5 %.

La poudre d'ipéca se trouve toujours dans la même proportion.

Les corps employés pour amener à 100 le poids total de la poudre, varient ; mais alors que le sucre et le sucre de lait, à faible dose, n'ont pas d'action médicamenteuse, le nitrate et le sulfate de potasse ont des propriétés réelles.

Je n'ai pas cru utile de titrer la morphine contenue dans la poudre de Dover. Seule, la Pharmacopée néerlandaise indique un procédé de dosage : après traitement de la poudre par l'alcool dilué, on évapore une partie du liquide et on dose la morphine comme dans l'opium.

CHAPITRE VI

Teinture d'opium benzoïque
(*Elixir parégorique*)

En 1697, Lémery (110, p. 40) explique l'origine du mot parégorique, qu'il dit dériver de αγωρα, oratio : « C'est un remède consolant et adoucissant la douleur ». Dans l'édition publiée en 1764 (111, p. 41) de la *Pharmacopée Universelle* de Lémery, on voit encore que les propriétés du médicament sont les mêmes, mais aucun de ces ouvrages ne contient une formule d'élixir parégorique se rapprochant de celles employées de nos jours.

Le *Dispensatorium Borusso-Brandenburgicum* de 1758 (53, p. 65) publie une formule qui comprend des fleurs de benjoin, de l'opium, du camphre, de l'huile d'anis et de l'esprit de vin rectifié.

En 1803, Swediaur (189, p. 445) fait employer les mêmes éléments, mais en proportion différente.

Le Codex de 1837 (148, p. 286) contient une teinture d'opium ammoniacale, dans laquelle ne se trouve pas de camphre, mais où il y a du safran et de l'ammoniaque.

Le Codex de 1866 (149, p. 386) et celui de 1884 (150, p. 391) suppriment le safran et l'ammoniaque, font employer le camphre et utilisent l'extrait d'opium, au lieu de l'opium.

Dans son projet de Pharmacopée internationale, von Waldheim (194, p. 349) indique opium, acide benzoïque, camphre, essence d'anis et alcool à 70°.

Les prescriptions de la Conférence de Bruxelles sont :

Opii tinctura benzoïca seu Tinctura Opii benzoïca

Teneur en morphine : 0.05 *p. c.*

Toutes les Pharmacopées ne mentionnent pas l'élixir parégorique.

On peut classer en deux groupes les formules officielles : dans le premier, on fait macérer ensemble toutes les substances dans l'alcool ; dans le second, on ajoute de la teinture d'opium à une solution alcoolique des autres produits.

Macération dans l'alcool

Pharmacopée russe (p. 470). *Tinctura opii benzoïca. Elixir paregoricum. Nastoïka opia s benzoïnoïu kislotoïü.*

Opium pulvérisé.................	1 partie
Essence d'anis....................	1 partie
Camphre	2 parties
Acide benzoïque..................	4 parties
Esprit de vin à 70 %..............	192 parties

On fait macérer pendant cinq jours et on filtre.

La teinture benzoïque d'opium est claire, de couleur jaune fauve, d'odeur d'anis et de camphre, de saveur douce épicée, et de réaction acide. La densité est 0,894—0,900.

La teinture doit contenir 0,05 % de morphine.

Les caractères de l'élixir ainsi préparé sont :

Densité = 0.897.

Poids des gouttes.... 100 gouttes pèsent 1 gr. 783.
1 gramme = 56 gouttes.

Coefficient d'eau = 2 cc. 4.

Résidu = 0.97 %.

Pharmacopée chilienne (p. 328). *Tinctura Opii benzoica. Tintura de opio benzoïca. Elixir paregorico.*

Acide benzoïque..................	1 partie
Camphre	1 partie
Essence d'anis...................	1 partie
Opium	1 partie
Alcool dilué......................	196 parties

Liquide jaune grisâtre, d'odeur d'anis et de camphre, de saveur forte, sucrée et de réaction acide. 100 grammes de teinture contiennent les principes solubles de 50 centigrammes d'opium, et par conséquent 5 à 6 centigrammes de morphine.

Voici les caractères de cette préparation :

Densité = 0.895.

Poids des gouttes.... { 100 gouttes pèsent 1 gr. 791. 1 gramme = 56 gouttes.

Coefficient d'eau = 2 cc. 8.

Résidu = 0.745 %.

Codex français (p. 215). *Elixir parégorique. Teinture d'opium benzoïque. Teinture d'opium camphrée. Tinctura opii benzoïca.*

Poudre d'opium........................	5
Acide benzoïque........................	5
Essence d'anis..........................	5
Camphre	2
Alcool à 60°............................	985

Faites macérer en vase clos pendant huit jours ; filtrez.

Caractères. — L'élixir parégorique est un liquide jaune brun, à odeur anisée, à saveur douceâtre, à réaction acide.

100 gouttes d'élixir parégorique pèsent 1,875.

1 gramme est fourni par 53 gouttes (page 823).

Les caractères de cette préparation sont :

Densité = 0.9036.

Poids des gouttes.... { 100 gouttes pèsent 1 gr. 846. 1 gramme = 54 gouttes.

Coefficient d'eau = 2 cc. 4.

Résidu = 0.82 %.

Manseau (122) a proposé, pour faciliter la préparation, l'emploi d'eau-de-vie camphrée et de teinture d'opium.

Pharmacopée des Etats-Unis (p. 475). *Tinctura Opii camphorata. Camphorated Tincture of Opium. Paregoric.*

Opium en poudre..................	4 gr.
Acide benzoïque..................	4 gr.
Camphre	4 gr.
Essence d'anis...................	4 cc.
Glycérine	40 cc.
Alcool dilué.....................	950 cc.
Pour faire........	1.000 cc.

Mettez tous les ingrédients dans un récipient bouché et faites macérer trois jours en agitant souvent ; filtrez le mélange sur un filtre en papier, bien couvert, en ajoutant suffisamment d'alcool dilué sur le filtre pour faire 1.000 cc. de teinture.

Les caractères de cette préparation, la seule qui contienne de la glycérine, sont :

Densité = 0.950.

Poids des gouttes.... { 100 gouttes pèsent 2 gr. 014. 1 gramme = 49 gouttes 5. 1 cc. = 47 gouttes.

Coefficient d'eau = 1 cc. 2.

Résidu............ { en volume = 5.27 %. en poids = 5.55 %.

MÉLANGE DE SOLUTIONS

Pharmacopée allemande (p. 532). *Tinctura Opii benzoïca. Benzoesäurehaltige Opiumtinktur. Tinctura Opii benzoïca P. I.*

Contient 0,5 % d'opium ou 0,05 % de morphine.

Essence d'anis....................	1 partie
Camphre	2 parties
Acide benzoïque.....................	4 parties
Teinture d'opium simple..........	10 parties
Alcool dilué.....................	183 parties

On dissout le camphre et l'acide benzoïque dans l'alcool dilué, et on ajoute l'essence d'anis et la teinture d'opium simple.

La teinture d'opium benzoïque rougit le papier de tournesol, est jaune brun, a une odeur aromatique et un goût aromatique doux

Cette préparation a les caractères suivants :

Densité = 0.9031.

Poids des gouttes.... { 100 gouttes pèsent 1.820. 1 gramme = 55 gouttes.

Coefficient d'eau = 3 cc. 1.

Résidu = 1.49 %.

Pharmacopée hollandaise (p. 453). *Tinctura Opii benzoïca P. I. Opii tinctura benzoïca. Elixir paregoricum.*

Dissolvez.

Essence d'anis....................	1 partie
Camphre	2 parties
Acide benzoïque..................	4 parties

dans

Alcool dilué......................	183 parties

Ajoutez

Teinture d'opium..................	10 parties

Liqueur jaune foncée, de saveur aromatique, âcre, amère.

La teinture d'opium benzoïque doit contenir 1/2 centième de morphine.

Poids spécifique, 0,810 à 0,901.

La *tinctura opii benzoïca* donne 55 gouttes au gramme (page 518).

Les caractères de l'Elixir parégorique ainsi préparés sont les suivants :

Densité = 0. 896.

Poids des gouttes.... { 100 gouttes pèsent 1.786.
1 gramme = 56 gouttes.

Coefficient d'eau = 3 cc. 3.

Résidu = 1.440 %.

Pharmacopée suisse (p. 488). *Tinctura Opii benzoïca. Opii tinctura benzoïca seu Tinctura opii benzoïca (P. I.). Elixir parégorique.*

Acide benzoïque........................	5
Camphre	5
Essence d'anis.........................	5
Teinture d'opium.......................	50
Alcool dilué...........................	935

Faites dissoudre l'acide benzoïque et le camphre dans l'alcool dilué et ajoutez à cette solution l'essence d'anis et la teinture d'opium.

L'élixir parégorique est jaune brunâtre ; il a l'odeur de l'essence d'anis et du camphre, une saveur aromatique et douceâtre, et une réaction acide.

Un mélange de 5 cc. d'élixir parégorique et de 2 cc. d'eau doit être limpide ; une nouvelle addition de 2 cc. d'eau le rend laiteux.

L'élixir parégorique doit contenir 58-60 % en poids d'alcool.

100 parties d'élixir parégorique contiennent les parties solubles de 0,5 partie d'opium, ce qui correspond à 0,05 partie de morphine (P. I.).

Les caractères sont :

Densité = 0.896.

Poids des gouttes.... { 100 gouttes pèsent 1 gr. 786.
1 gramme = 56 gouttes.

Coefficient d'eau = 3 cc. 8.

Résidu = 0.710 %.

Pharmacopée belge (p. 178). *Opii tinctura benzoïca. Teinture d'opium avec acide benzoïque. Elixirium paregoricum. Elixir parégorique.*

Teinture d'opium.....................	50
Acide benzoïque......................	5
Camphre	3
Anéthol	2
Alcool à 70°.........................	940
	1.000

Cette préparation renferme 0,05 % de morphine.

Cette préparation présente les caractères suivants :
Densité = 0.894.

Poids des gouttes.... { 100 gouttes pèsent 1 gr. 78.
1 gramme = 56 gouttes.

Coefficient d'eau = 4 cc. 6.
Résidu = 0.460 %.

Pharmacopée britannique (p. 340). *Tinclura Camphoræ composita. Compound tincture of Camphor. Synonyms : Paregoric ; Paregoric Elixir.*

Teinture d'opium..................	60,9 cc.
Acide benzoïque...................	4,6 gr.
Camphre	3,4 gr.
Essence d'anis....................	3,1 cc.
Alcool (60 %)...........	quantité suffisante

Dissolvez l'acide benzoïque, le camphre et l'essence d'anis dans 900 cc. de l'alcool ; ajoutez la teinture d'opium et une quantité suffisante de l'alcool pour produire 1.000 cc. de la teinture ; filtrez si nécessaire.

Voici les caractères de cette préparation obtenue avec la teinture à 0.75 % :

Densité = 0.9074.

Poids des gouttes....	100 gouttes pèsent 1 gr. 822. 1 gramme = 55 gouttes. 1 cc. = 50 gouttes.

Coefficient d'eau = 4 cc. 4.

Résidu..............	en volume = 0.413 %. en poids = 0.455 %.

Mac Walter (118) indique, pour le produit officinal, une densité de 0.922 et un résidu de 0.25 %. Lucas et Dick (115) donnent, pour la densité, les chiffres extrêmes de 0.916-0.923, moyenne 0.920, et, pour le résidu, 0.30 % à 0.35 %, moyenne 0.31.

L'élixir préparé avec la teinture titrant 1 % a les mêmes caractères ; seul le résidu diffère : il est :

Résidu.............	en volume = 0.5716 %. en poids = 0.630 %.

⁂

Le résidu a été fait à 60° comme pour toutes les préparations examinées ; mais il est certain que les chiffres indiqués ci-dessus ne sont pas absolument exacts, l'acide benzoïque et le camphre se volatilisant facilement.

Le titrage n'a pas été fait. L'élixir parégorique ne contient que 0 gr. 05 de morphine par 100 grammes. Or, si l'on opère sur un liquide devant contenir la même quantité de morphine que la teinture d'opium ou le laudanum, il faudra, d'après le Codex français, employer 1.200 cc. de ce liquide ; dès lors, on ne peut, dans la pratique, évaluer un élixir parégorique en se basant sur son titre en morphine. J'aurais pu faire des dosages pour comparer le titre des élixirs, mais il n'y avait aucun intérêt à se livrer à ces opérations, dont les résultats auraient été de même nature que ceux obtenus pour le titrage des opiums, des extraits, des teintures et des laudanums.

De toutes les préparations opiacées, c'est surtout pour l'élixir parégorique que le coefficient d'eau, de Domergue, est utile : le liquide étant très peu coloré, le trouble apparaît nettement.

Aussi, bien que le commencement du trouble varie suivant l'opérateur, cette méthode est ici particulièrement à retenir.

CHAPITRE VII

Sirop d'Opium

Le sirop d'opium ne fait pas partie des produits dont la Conférence de Bruxelles a fixé le titre. Ce médicament est d'un usage très fréquent ; j'ai cru bon d'en donner brièvement l'historique et de signaler ses différentes formules dans les Pharmacopées étudiées.

Le sirop d'opium, sous sa forme primitive de sirop de pavot, est d'un usage très ancien. Pline (170, livre XX, 79) signale le *diacodion* ou *artériace* des Grecs, qui se prépare par macération, pendant deux jours, de têtes de pavot sauvage dans l'eau, ébullition, addition de miel au liquide préalablement passé à la chausse et concentration ; parfois, on ajoute à ce produit divers corps, en particulier du safran. Le mot de diacodion dérive de δια, au moyen de, et κωδεια, κωδια, κωδυα, têtes de pavot.

Les préparations à base de têtes de pavot ont joui d'une très grande vogue ; tous les traités où il est question de médicaments signalent, soit le diacodion, qui est un opiat, et dont la formule est attribuée à Galien ou à Mesué, soit le sirop de pavot, dont la formule est due à Mesué. Dans le diacodion, on ajoute du miel et du résiné (ou vin cuit) à la décoction de têtes de pavot blanc ; le sirop de pavot se fait avec des têtes de pavot blanc et noir, du sucre et des pénides (produit obtenu avec du sucre et de la décoction d'orge, ou du miel, ou de l'huile d'amandes douces, et préparé comme la pâte de guimauve d'aujourd'hui).

Manlius de Bosco, en 1536 (121, fo.xxxvij), donne une formule de sirop d'opium qui comprend non seulement de l'opium, mais encore des semences et des feuilles de pavot, ainsi que de la jusquiame et des feuilles de laitue.

A la fin du XVIIe siècle, le diacodion paraît ne plus être employé, et le mot diacode est donné au sirop de pavot (Lémery, 1697, 110, p. 24). Dans une édition ultérieure de la Pharmacopée de Lémery (1764, 111, p. 256), on voit la formule d'un sirop narcotique de succin, contenant parties égales d'opium et de succin. Boyer, en 1758 (20, p. 46), fait préparer ce dernier sirop avec de l'opium et de l'esprit d'ambre jaune, obtenu par distillation.

Baumé, en 1777 (12, p. 527), fait remarquer que jusqu'alors toutes les Pharmacopées font préparer le sirop avec les têtes de pavot contenant leurs graines, ce qui rend le sirop visqueux et peu calmant ; aussi propose-t-il (p. 528) un sirop obtenu par solution de l'extrait d'opium dans l'eau et avec de la cassonade.

Rivet (178, t. II, p. 314) donne, en 1803, une formule différant peu de celle de Baumé.

Swediaur (189, p. 231) propose de dissoudre l'extrait d'opium dans du vin de Malaga et d'ajouter à cette solution du sirop simple.

En 1818, le Codex (147, pp. 136 et 142) contient un sirop d'opium et un sirop de pavot ou sirop diacode ; il en est de même dans les Codex de 1837 (148, p. 360) et de 1866 (149, pp. 474 et 475). En 1884, on voit dans le Codex (150, p. 548) un sirop diacode, ou sirop d'opium faible, et (p. 560) un sirop d'opium, ou sirop thébaïque, ainsi qu'un sirop de pavot blanc.

Dans le projet de Pharmacopée internationale de von Waldheim (194, p. 341), il existe un sirop d'opium contenant 1 d'extrait dans 500 de sirop.

Le tableau dressé par les délégués belges à la Conférence de Bruxelles avait montré les grandes différences qui existaient dans les procédés de préparation du sirop d'opium, ainsi que dans sa teneur : dans 100 grammes de sirop on trouvait de 0 gr. 20 à 0 gr. 05 d'extrait ou 5 grammes de teinture, soit de 0.05 à environ 0.01 de morphine (29, pp. 110-113). Ils proposèrent de fixer à 0.05 p. c. la teneur du sirop d'opium (29, p. 125). Les délégués de la Suisse demandèrent qu'on arrêtât la formule d'un sirop de morphine et celle d'un sirop de pavot (29, p. 133). Aucune de ces diverses propositions ne fut acceptée, et l'assemblée ne fixa pas de teneur pour le sirop d'opium (29, p. 60).

On peut classer les sirops d'opium en deux groupes, suivant qu'ils sont préparés avec l'extrait ou avec la teinture.

Sirops préparés avec l'extrait

Pharmacopée belge (p. 177). 2 gr. 50 d'extrait pour faire 1.000 de sirop ; teneur = 0.05 p. c.

Pharmacopée chilienne (p. 290) ; **Codex français** (p. 626). 2 grammes d'extrait pour faire 1.000 de sirop ; teneur = 0.04 p. c.

Pharmacopées autrichienne (p. 365) et **suisse** (p. 424). 1 gramme d'extrait pour faire 1.000 de sirop ; teneur = 0.02 p. c.

Pharmacopée italienne (p. 277). 1 gramme d'extrait pour faire 2.000 de sirop ; teneur = 0.01 p. c.

Sirop préparé avec la teinture

Pharmacopée néerlandaise (p. 378). 5 grammes de teinture pour faire 100 de sirop ; teneur = 0.05 p. c.

La teneur en morphine est donc sensiblement égale à :

0.05 p. c. dans deux Pharmacopées ;
0.04 p. c. dans deux Pharmacopées ;
0.02 p. c. dans deux Pharmacopées ;
0.01 p. c. dans une Pharmacopée ;

CHAPITRE VIII

Opium désodorisé

A côté de l'opium, la Pharmacopée des Etats-Unis fait employer parfois un produit nommé *Opium deodoratum, deodorized opium* (p. 330).

Opium en poudre.................... 500 gr.
Benzine purifiée, Q. S.

Faites macérer l'opium pendant 24 heures dans un flacon à large goulot et bien bouché avec une quantité de benzine purifiée suffisante pour le couvrir complètement et agitez parfois. Décantez le liquide aussi complètement que possible et répétez le traitement avec de la benzine purifiée. Décantez le liquide et versez le contenu de la bouteille sur un filtre non plissé contenu dans un entonnoir en verre, qui soit bien couvert ; laissez écouler et alors lixiviez le résidu avec de la benzine purifiée jusqu'à ce qu'elle passe incolore. Enlevez de l'entonnoir le filtre contenant l'opium et exposez la poudre à l'air libre pour qu'elle puisse se dessécher complètement.

Conservez en flacons bien bouchés ; essayé par le procédé donné à l'article *Opium*, doit contenir entre 12 et 12,5 % de morphine cristallisée.

On peut désodoriser de la même manière de l'opium en poudre plus grossière.

La benzine purifiée se prépare avec le *benzinum petrolatum* (appelé en France éther de pétrole). Ce produit est traité par du permanganate de potasse en solution aqueuse additionnée d'acide sulfurique, puis par du permanganate de potasse en solution aqueuse additionnée de soude et enfin par l'eau distillée.

L'opium ainsi traité perd de sa couleur. L'opium qui m'a servi pour tous mes essais avait la couleur 79 du C. C.; après traitement par le procédé américain, il a pris la couleur 113.

J'ai essayé cet opium en employant les procédés américain, français et chilien.

	Procédé américain	Procédé français	Procédé chilien
	—	—	—
Titre primitif	14.39 %	14.80 %	11.925 %
Titre après action de l'éther de pétrole.	11.18 %	12.74 %	8 %
Perte en morphine.	**3.21 %**	**2.06 %**	**3.925 %**
Rapport du second tire au premier.	**77.69 %**	**86.08 %**	**67.09 %**

Il résulte de ces chiffres que l'opium cède à l'éther de pétrole non seulement de la matière colorante, mais aussi des proportions notables de morphine, que les différents procédés de dosage apprécient diversement.

CONCLUSIONS

A la fin de chacun des chapitres, j'ai donné les conclusions résultant des observations que j'avais pu faire ; je n'y reviendrai pas, mais il me paraît nécessaire d'exposer ici quelques faits remarqués dans l'ensemble de cette étude, d'attirer plus spécialement l'attention sur quelques-uns des résultats obtenus, d'indiquer mon avis sur des particularités constatées.

Dosage de la morphine. — Il est absolument indispensable, lorsqu'on indique une teneur en morphine, de spécifier quel est le procédé de dosage suivi, et de dire s'il s'agit de morphie anhydre ou contenant une molécule d'eau.

Les différentes méthodes indiquées par les Pharmacopées m'ont donné pour un même opium des titres variant entre 9.98 % et 15.60 %. Les procédés des Etats-Unis et de l'Italie mis à part, les autres rentrent dans le groupe des procédés à la chaux, ou dans le groupe des procédés à l'eau, celui-ci donnant, pour l'opium que j'ai employé, des résultats inférieurs de 25 % environ à ceux donnés par le premier groupe.

Ces résultats s'expliquent par ce fait que, par les procédés à l'eau, on ne dose que la morphine soluble, et que, par les procédés à la chaux, on dose toute la morphine.

L'extrait italien essayé par le procédé français a un titre de 24.5 ; par le procédé belge, le titre est 22.6, soit 92.24 % du premier.

La teinture néerlandaise essayée par le procédé néerlandais a un titre de 1.311 exprimé en morphine anhydre, soit 1.393 en morphine avec une molécule d'eau ; essayée par le procédé belge, le titre est 1.14, soit 81.84 % du premier.

La teinture hongroise essayée par le procédé français a un titre de 0.9125 ; par le procédé hongrois, le titre est 0.79, soit 86.57 % du premier.

Le laudanum hongrois essayé par le procédé français a un titre de 0.87 ; par le procédé hongrois, le titre est 0.75, soit 86.20 % du premier.

Pour les teintures et les laudanums, les procédés à la chaux, donnant toute la morphine, indiquent la quantité de morphine passée en solution dans l'alcool ; les procédés à l'eau, ne donnant que la morphine soluble dans l'eau, ne permettent de déterminer, sur la quantité de morphine dissoute dans l'alcool, que celle qui est soluble dans l'eau. On comprend que le titre ainsi obtenu soit inférieur au premier, les combinaisons de morphine qui se dissolvent dans l'alcool n'étant pas les mêmes que celles qui se dissolvent dans l'eau.

Mais cette explication ne peut s'appliquer aux titres différents trouvés pour l'extrait. Les précipités de morphine obtenus par les deux procédés étant aussi purs l'un que l'autre, on est amené à conclure, ou bien que les procédés à l'eau ne donnent pas toute la morphine qui peut passer en solution dans l'eau, ou bien que, pendant la concentration des liquides et sous l'influence de la chaleur, les combinaisons que forme la morphine se sont partiellement transformées et ne sont plus également solubles dans l'eau. C'est à cette dernière conclusion que je me range, me basant sur les résultats obtenus dans le titrage de l'extrait préparé selon la méthode de la Pharmacopée des Etats-Unis.

Poudre d'opium. — Sauf deux exceptions (Chili et Etats-Unis), la poudre est ramenée au titre de 10 % de morphine ; en réalité, le titre obtenu sera différent suivant le procédé de dosage suivi.

Extrait d'opium. — L'opium cédant assez facilement à l'eau ses principes solubles, il est inutile de prolonger trop longtemps la macération ; d'autre part, il faut éviter d'employer des quantités d'eau trop considérables, étant données les modifications qui se produisent sous l'influence de la chaleur pendant la concentration des liquides.

Teinture d'opium. — La percolation recommandée par la Conférence de Bruxelles donne, sans de bien grandes difficultés, des produits supérieurs à ceux obtenus par macération.

Teinture d'opium safranée. — La Conférence de Bruxelles n'a pas dit de préparer ce produit par percolation ; ce procédé me paraît préférable, d'après les conclusions de mon travail paru en 1911 (28).

Poudre de Dover. — Les conclusions sont les mêmes que pour la poudre d'opium.

Elixir parégorique. — Les variations de teneur en opium de ce médicament sont de peu d'importance, vu la faible quantité d'opium qu'il contient.

Sirop d'opium. — Il serait bon que le titre de ce produit fût défini dans une prochaine Conférence internationale.

BIBLIOGRAPHIE

ABRÉVIATIONS ADOPTÉES

Am. Jour. Pharm. : *American Journal of Pharmacy.*
Apot. Zeit. : *Apotheker Zeitung.*
Ber. d. Deut. Pharm. Gesell. : *Berichte der Deustchen Pharmazeutischen Gesellschaft.*
Bull. Pharm. Sud-Est : *Bulletin de Pharmacie du Sud-Est.*
Jour. Pharm. et Chim. : *Journal de Pharmacie et de Chimie.*
Pharm. Central. : *Pharmaceutische Centrahalle für Deutschland.*
Pharm. Jour. : *Pharmaceutical Journal.*
Pharm. Zeit. : *Pharmaceutische Zeitung.*
Rép. Pharm. : *Répertoire de Pharmacie.*

1. ALCOCK (F.-A.). — Experiments with some official tinctures (Essais de quelques teintures officielles). *Pharm. Jour.*, 1907 (4), t. XXV, p. 738.
2. ALLEN (K.-C.) et BREWIS (T.). — The moisture and ash contents of medicinal extracts (La teneur en eau et en cendres des extraits médicinaux). *Pharm. Jour.*, 1911 (4), t. XXXIII, p. 172.
3. ALTAN (A.). — Contribution à l'étude de quelques extraits pharmaceutiques. *Compte-rendu du IX*e *Congrès international de pharmacie*, Paris, 1900, p. 45.
4. ANDRÉ (L.) et LEULIER. — Les opiums du commerce et la définition du Codex. *Jour. Pharm. et Chim.*, 1911 (7), t. III, p. 162.

5. André-Pontier (L.). — *Histoire de la pharmacie*, pp. 376, 377, 379 et 383.

6. Asher (P.). — Asay of opium and its preparations (Essai de l'opium et de ses préparations). *Am. Jour. Pharm.*, 1906, t. LXXVIII, p. 262.

7. Aslanoglou (P.-L.). — Dosage de la morphine dans l'opium. *Chemical News*, 1903, p. 286, par *Annales de chimie analytique*, 1904, t. IX, p. 464.

8. Aubergier (H.). — *Mémoire sur l'opium indigène*, 1853.

9. Bauderon. — *Pharmacopée de Bauderon, revue et corrigée par Sauvageon.* Tolose, 1654, pp. 55, 189 et 190.

10. Bauderon. — *La pharmacopée de Bauderon avec les remarques de François Verny.* Lyon, 1663, pp. 59, 197 et 198.

11. Bauderon. — *La pharmacopée de Bauderon avec les remarques de François Verny.* Lyon, 1681, pp. 77, 246 et 247.

12. Baumé. — *Eléments de pharmacie théorique et pratique.* Paris, 1777, pp. 224, 293, 294, 296, 527, 528 et 608.

13. Baumé. — *Eléments de pharmacie théorique et pratique.* Paris, 1790, pp. 224, 287, 290, 297, 482, 483 et 555.

14. Belon (P.). — *Les observations de plusieurs singularitez et choses memorables, trouvees en Grece, Asie, Judée, Arabie et autres pays estranges, par Pierre Belon.* Paris, 1588, pp. 404 et 405.

15. Bergonzi (C.) et Biscaro (G.). — Dosage de la morphine dans l'opium. *Annuario Soc. Chim. Milano*, 1899, p. 235, par *Annales de chimie analytique*, 1900, t. V, p. 194, et *Rép. Pharm.*, 1900 (3), t. XII, p. 130.

16. Beuttner. — Zur Darstellung von Opiumtinktur (Préparation de la teinture d'opium). *Journal Suisse de chimie et de pharmacie*, 1905, t. XLIII, p. 542.

17. Bourgoin (A.-E.). — *Traité de pharmacie galénique.* Paris, 1880, pp. 113, 439 et 452.

18. Bournonville (A. de). — Sur le dosage de la morphine dans l'extrait d'opium. *Courrier pharmaceutique belge*, 1911, p. 181.

19. Bourquelot (Em.). — Travaux de pharmacie galénique effectués à l'occasion de la nouvelle édition du Codex. Extrait

de noix vomique. *Jour. Pharm. et Chim.*, 1904 (6), t. XX, p. 289.

20. Boyer (J.-B.). — *Codex medicamentarius, seu Pharmacopœa parisiensis*, Paris, 1758, pp. lxxxvij, 46, 58 et 247.
21. Bredeman (B.). — Vergleichende Untersuchungen über die Bereitung der Tinkturen (Etude comparée sur la préparation des teintures). *Apot. Zeit.*, 1902, t. XVII, pp. 12, 20 et 29.
22. Camous. — A propos du futur « Codex medicamentarius » : l'Extrait d'Opium. *Union Pharmaceutique*, 1907, p. 233.
23. Cannepin et Van Eijk. — Etude sur le titrage de la morphine dans l'opium. *Union Pharmaceutique*, 1893, pp. 185 et 201.
24. Carles (P.). — Un faux opium de Smyrne. *Jour. Pharm. et Chim.*, 1911 (7), t. IV, p. 343.
25. Carles (P.). — Nouvelle méthode d'essai de l'opium. *Annales de chimie analytique*, 1912, t. XVII, p. 171, et *Rép. Pharm.*, 1912 (3), t. XXIV, p. 97.
26. Caventou (J.-B.). — *Traité élémentaire de pharmacie théorique*. Paris, 1819, pp. 117, 132, 195 et 199.
27. Collard (E.) fils. — A propos de l'essai du laudanum. *Bull. pharm. Sud-Est*, 1910, t. XV, p. 342.
28. Collard (E.) fils. — Quelques observations sur le laudanum de Sydenham. *Bull. pharm. Sud-Est*, 1911, t. XVI, p. 35.
29. *Conférence Internationale pour l'unification de la formule des médicaments héroïques*. Bruxelles, 1902, pp. 57 à 60, 98, 100, 110 à 113, 125, 126, 131, 133 et 143 à 151.

Congrès Internationaux de pharmacie :

30. I. *Denkschrift des internationalen Kongresses der depurtirten der Apotheher-vereine in Braunschweig*, 1865. Prag. 1866, p. 5.
31. II. *Compte-rendu des Congrès pharmaceutiques réunis en août 1867 à l'Ecole supérieure de pharmacie de Paris. Deuxième session du Congrès international des Associations et Sociétés de pharmacie*. Paris, 1868, p. 87.
32. III. D'après André Pontier, n° 5, p. 376, et *Conférence de Bruxelles*, n° 29, p. 98.

33. IV. *Bericht über den vierten internationalen Congress pharmaceutischer Vereine und Gesellschaften vom* 1/13-6/18 *August* 1874. *zu St-Petersburg*, pp. 25 à 29.

34. V. *Report of the proceedings of the fifth international pharmaceutical Congress London*, 1881, pp. 15 à 99 et 260 à 263.

35. VI. *Sixième Congrès International pharmaceutique, tenu à Bruxelles du* 31 *août au* 6 *septembre* 1885, pp. 233 à 371.

36. VII. *Report of the proceedings of the seventh international pharmaceutical Congress, held at Chicago, August* 21, 22, 23, 1893, pp. 30 et 63 à 65.

37. VIII. *Huitième Congrès international de pharmacie; tenu à Bruxelles les* 14, 15, 16, 17, 18 *et* 19 *août* 1897, pp. 31 à 61, 171 à 180, 224 à 226, 290 et 496 à 498.

38. IX. *Compte-rendu du IX*e *Congrès international de pharmacie, tenu à Paris du* 2 *au* 8 *août* 1900, pp. 37 à 42, 43 à 44, 45 à 57 et 455.

39. X. *Compte-rendu du X*e *Congrès international de pharmacie, tenu à Bruxelles du* 1er *au* 6 *septembre* 1910, pp. 3 à 12, 161 à 170, 217 à 229 et 248.

40. Cowley (R.-C.) et Catford (J.-P.). — Decinormal and centinormal solutions : limits of their reliability (Solutions décinormales et centinormales, limite de la confiance qu'elles méritent). *Pharm. Jour.*, 1902 (4), t. XV, p. 159.

41. Cripps (R.-A.).— British Pharmaceutical Conference. *Pharm. Jour.*, 1911 (4), t. XXXIII, p. 160.

42. Debourdeaux (L.). — Dosage de la morphine dans l'opium et les préparations opiacées. *Bulletin des Sciences pharmacologiques*, 1910, p. 382.

43. Debourdeaux (L.). — Dosage de la morphine dans l'opium et les préparations opiacées. *Jour. Pharm. et Chim.*, 1911 (7), t. IV, pp. 13, 65 et 105.

44. Decharme (C.). — *Mémoire sur l'opium indigène*. Amiens, 1854. — De l'opium indigène extrait du pavot œillette, *Thèse Faculté des sciences*, Nancy, 1861. — *De l'opium indigène extrait du pavot œillette*. Amiens, 1862.

45. Derosne. — Mémoire sur l'opium. *Annales de Chimie*, an XI [1803] (1), t. XLV, p. 257.

46. Devaux. — Note sur les essais d'opium. *Bulletin de la Société de Pharmacie de Bordeaux*, 1902, pp. 205 et 332.

47. Dewhirst (J.-A.). — Notes on the B. P. standardisations (Notes sur les essais de la pharmacopée britannique), *Pharm. Jour.*, 1900 (4), t. X, p. 359.

48. Dieterich (E.). — Beitrag zur Opium-Prüfung (Contribution à l'essai de l'opium). *Pharm. Central.*, 1886, t. XXVII, pp. 529 et 541.

49. Dieterich (E.). — Weitere Beiträge zur Morphin-bestimmung und eine wesentliche Abkürsung der Helfenberger Morphin-Bestimmungsmethode (Nouvelles contributions au dosage de la morphine et une abréviation fondamentale de la méthode d'Helfenberg pour le dosage de la morphine). *Pharm. Central.*, 1890, t. XXXI, p. 591.

50. Dieterich (K.). — Zur Morphinbestimmung im Opium (Pour le dosage de la morphine dans l'opium). *Ber. d. Deut. Pharm. Gesell.*, 1898, t. VIII, p. 171.

51. Dieterich (K.). — Formosa-Opium (L'opium de Formose). *Pharm. Zentral*, 1912, t. LIII, p. 114.

52. Dioscoride. — *Matière médicale*, liv. III, 62 et 63, liv. VI, 17.

53. *Dispensatorium regium et electorale Borusso-brandenburgicum*. Erfordiæ, 1758, pp. 65, 85, 98, 104, 105, 192, 195 et 211.

54. Dohme (A.-R.-L.) et Engelhardt (H.). — The assay methods of the U. S. P. (Les méthodes d'essai de la pharmacopée des Etats-Unis). *Proceedings of the American Pharmaceutical Association*, 1909, p. 879.

55. Dohme (A.-R.-L.) et Engelhardt (H.). — The assay processes of the U. S. P. (Les méthodes d'essai de la pharmacopée des Etats-Unis). *Am. Jour. Pharm.* 1911, tome LXXXIII, p. 517.

56. Domergue (A.). — Les teintures alcooliques de la pharmacopée française. *Thèse de pharmacien supérieur*. Paris, 1892, pp. 25, 26 et 189.

57. Dowzard (E.). — The determination of morphine in opium and tincture of opium (Le dosage de la morphine dans l'opium et la teinture d'opium). *Pharm. Jour.*, 1903 (4), t. XVII, p. 909.

58. Dufau. — Compte-rendu des travaux de la Société de pharmacie de Paris. *Jour. Pharm. et Chim.*, 1911 (7), t. III, p. 184.

59. Dulière (W.). — *Guide pratique du pharmacien.* 2e édition, 1912, pp. 324 à 333.

60. Dupuy (B.). — *Alcaloïdes*, 1889, t. II, p. 254.

61. Dusseau (M.). — *Enchirid, ou manipul des miropoles. Sommairement traduit par Michel Dusseau, apothicaire.* Lyon, 1561, pp. 32 et 147.

62. Erculisse (P.). — Gravimétrie ou volumétrie. *Bulletin de la Société royale de pharmacie de Bruxelles*, 1911, pp. 31 et 72.

63. Evans sons Lescher and Webb. — *Analytical Notes* (Notes analytiques), 1907, p. 35.

64. — — 1908, p. 25.

65. — — 1909, p. 42.

66. — — 1910, pp. 49 et 53.

67. — — 1911, p. 53.

68. Farr (E.-H.) et Wright (R.). — The determination of alkaloïds, notes on some of the pharmacopœial processes (Le dosage des alcaloïdes, notes sur quelques essais de la pharmacopée). *Pham. Jour.*, 1897 (4), t. IV, p. 202.

69. — The standardised tinctures of the british pharmacopœia, a report on the strength of commercial samples (Les teintures de la pharmacopée britannique, note sur la force des échantillons commerciaux). *Pharm. Jour.*, 1902 (4), t. XV, p. 133.

70. — The assay of opium ; a note on the official process for the determination of morphine in opium and tincture of opium (L'essai de l'opium ; note sur le procédé officiel pour le dosage de la morphine dans l'opium et la teinture d'opium). *Pharm. Jour.*, 1907 (4), t. XXIV, p. 164.

71. — The supposed loss of morphine in the preparation of tincture of opium (La perte supposée de morphine dans la préparation de la teinture d'opium). *Pharm. Jour.*, 1911 (4), t. XXXIII, p. 158.

72. Flückiger. — Note on the estimation of morphine in Turkey opium (Note sur le dosage de la morphine dans l'opium de Turquie). *Year book of pharmacy*, 1879, p. 540.

73. Forget. — Teinture d'extrait d'opium. *Rép. Pharm.*, 1905 (3), t. XVII, p. 534.

74. Franke (M.). — Ueber die Verfahren zur Bestimmung des Morphins, Kodeins und Narkotins in Opium (Sur les méthodes de dosage de la morphine, de la codéine et de la narcotine dans l'opium). *Apot. Zeit.*, 1908, t. XXIII, pp. 309, 318, 325, 350, 365, 372, 381, 390, 428, 456, 466 et 478.

75. Frerichs (G.) et Mannheim (E.). — Die Bestimmung des Morphins im Opium und im Opium präparaten (Dosage de la morphine dans l'opium et les préparations opiacées). *Apot. Zeit.*, 1911, t. XXVI, p. 613.

76. Fricotel (G.). — Sur la variation du titre alcaloïdique dans quelques extraits. *Thèse doctorat en pharmacie*, Nancy, 1908, pp. 28 à 36, 54 à 56, 108 à 117, 150 à 152, 154 à 160 et 163 à 168.

77. Gay (Fr.). — Etude micrographique et spectroscopique des teintures et alcoolatures et en particulier des teintures d'opium. *Thèse pharmacien 1re classe*. Montpellier, 1883, p. 73.

78. Gay (Fr.). — La révision du Codex. Etudes critiques et revue des travaux récents (4e article). *Bull. Pharm. Sud-Est*, 1898, t. III, p. 40.

79. Gordin (A.-M.) et Prescott (A.-B.). — Certain alkaloidal periodides and the volumetric estimation of alkaloïds as higher periodides (Quelques periodures d'alcaloïdes et dosage volumétrique d'alcaloïdes à l'état de periodures les plus iodés). *Am. Jour. Pharm.*, 1898, t. LXX, p. 439.

80. — Directions for certain alkaloïdal assays : the assay of opium (Indications pour le dosage de certains alcaloïdes : essai de l'opium). *Am. Jour. Pharm.*, 1899, t. LXXI, p. 466.

81. — Further work upon the estimation of alkaloïds and the assay of alkaloïdal drugs, respecting the opium assay (Nouveau travail sur le dosage des alcaloïdes et l'essai de drogues à alcaloïdes : l'essai de l'opium). *Am. Jour. Pharm.*, 1899, t. LXXI, p. 522.

82. Grandval (A.) et Lajoux (H.). — Dosage de la morphine dans l'opium et les principales préparations opiacées. *Jour. Pharm. et Chim.*, 1897 (6), t. V, p. 153.

83. Grimbert (L.). — Sur le laudanum de Sydenham. *Jour. Pharm. et Chim.*, 1910 (7), t. II, p. 105.

84. Guéry (P.). — Contribution à l'étude de l'opium et des préparations opiacées du Codex. *Thèse doctorat en pharmacie.* Lille, 1911.

85. Guibourt. — Mémoire sur le dosage de l'opium et sur la quantité de morphine que l'opium doit contenir. *Jour. pharm. et Chim.*, 1862 (3), t. XLI, pp. 5, 97 et 177.

86. Guigues (P.). — Les opiums dits « manipulés ». *Jour. pharm. et Chim.*, 1905 (6), t. XXII, p. 103.

87. Guillermond. — Procédé pour obtenir la morphine au moyen de l'alcool. *Journal de chimie et des sciences accessoires*, 1828 (2), t. XIV, p. 436.

88. Hager. — Kurzes Verfahren zur Wägung des Morphins in Opium (Méthode rapide pour le dosage de la morphine dans l'opium). *Pharm. Central.*, 1868, t. IX, pp. 1 et 9.

89. Heikel (G.). — Neue Bestimmungsmethode für Pflanzenalkaloïde mit Kaliumquecksilberjodid (Nouvelle méthode de dosage des alcaloïdes végétaux avec l'iodure de mercure et de potassium). *Chemiker Zeitung*, 1908, t. XXXII, pp. 1149, 1162, 1186 et 1212.

90. Hérissey. — La nouvelle pharmacopée espagnole. *Jour. Pharm. et Chim.*, 1906 (6), t. XXIII, p. 185.

91. Heyl (G.). — Verwertbarkeit der Reduktions-wirkung des Morphiums auf Silbernitratlösungen zur quantitativen Bestimmung von Morphium präparaten (Emploi de la réduction par la morphine des solutions de nitrate d'argent pour l'essai quantitatif des préparations contenant de la morphine). *Pharmaceutische Zeitung*, 1903, t. XLVIII, p. 36.

92. Heyl (G.). — Erklärung der technischen Prüfungsmethoden des Deutschen Arzneibuches, V Ausgabe, 1910 (Eclaircissement des méthodes techniques d'essai de la pharmacopée allemande, V édition, 1910). *Apot. Zeit*, 1901, t. XXVI, p. 474.

93. Hirsh (B.). — *Universal Pharmakopöe.* Leipzig, 1887, 2e édition, Göttingen, 1902.

94. Hollmann (M.). — Vergleichende Untersuchungen über die

Bereitung der Tinkturen (Etude comparée sur la préparation des teintures). *Apot. Zeit.*, 1902, t. XVII, pp. 226 et 233.

95. ITALLIE (L. Van). — Valeur alcaloïdique des extraits narcotiques. *Rundschau für Pharm.*, 1895, t. XXI, p. 327, par *Rép. Pharm.*, 1895 (3), t. VII, p. 358.

96. ITALLIE (L. Van) et KERBOSCH (M.). — Bijdrage tot de kennis van het opium (Contribution à la connaissance de l'opium). *Pharmaceutisch Weekblad voor Nederland*, 1910, t. XLVII, p. 1186.

97. JOUBERT (L.). — *La pharmacopée de M. Laur. Joubert, ensemble les annotation de Jean-Paul Zangmaisterus*. Lyon, 1588, pp. 29, 31, 33, 155, 158 et 373.

98. JOURDAN (A.-J.-L.). — *Pharmacopée universelle*. Paris, 1828, 2e édition. Paris, 1840.

99. KEBLER (L.-F.). — Opium assaying (Essai de l'opium). *Am. Jour. Pharm.*, 1896, t. LXVIII, p. 257.

100. KEBLER (L.-F.) et LA WALL (Ch.-H.). — The presence of starch and strontium sulphate in opium and their influence on assaying (La présence d'amidon et de sulfate de strontium dans l'opium et leur influence sur l'essai). *Am. Jour. Pharm.*, 1897, t. LXIX, p. 244.

101. KOENIG (P.). — Vergleichende Untersuchungen über die Bereitung der Tinkturen (Etude comparée sur la préparation des teintures). *Apot. Zeit.*, 1902, t. XVII, pp. 57, 65, 72, 89 et 97.

101 *bis*. KOTTENHOFF (G.). — Les dosages d'alcaloïdes de la Pharmacopée Belge. *Bulletin de la Société royale de pharmacie de Bruxelles*, 1909, p. 133.

102. KREKE (M. Van de) et SWART (F.). — Overgang van morphine, narcotine en codeïne in de verschillende opium preparaten der pharmacopee (Passage de la morphine, de la narcotine et de la codéine dans les diverses préparations opiacées de la Pharmacopée). *Pharmaceutisch Weekblad voor Nederland*, 1909, t. XLVI, p. 1342.

103. KUNZE. — Mitteilungen aus dem Laboratorium der Hirsch-apotheke in Leipzig (Communications du laboratoire de la pharmacie du Cerf à Leipzig). *Apot. Zeit.*, 1912, t. XXVII, p. 105.

104. Lamar (W.-R.). — A note on the assay of opium (Note sur l'essai de l'opium). *Am. Jour. Pharm.*, 1900, t. LXXII, p. 36.

105. Lambert (A.). — Etude critique des préparations galéniques inscrites à la pharmacopée française. Tiré à part du *Bulletin de pharmacie de Lyon*, 1897, p. 72.

106. La Wall (Ch.-H.). — Solid extracts and their standardisation (Les extraits solides et leur essai). *Am. Jour. Pharm.*, 1896, t. LXVIII, p. 366.

107. Léger (E.). — Note sur l'essai des drogues simples. *Jour. pharm. et chim.*, 1903 (6), t. XVII, p. 553.

108. Lemery (N.). — *Cours de chymie*. Paris, 1675, pp. 457 et 458.

109. — *Cours de chymie, nouvelle édition revue par* Baron. Paris, 1756, pp. 757, 758 et 761.

110. — *Pharmacopée Universelle*. Paris, 1697, pp. 24, 36, 40, 46, 229, 230, 231, 536, 591 et 601.

111. — *Pharmacopée Universelle*, 5e édition, t. I, Paris 1763, t. II, Paris, 1764, pp. 23, 35, 40, 41, 42, 47, 254, 255, 256, 614, 677, 687 et 972.

112. Lenton (W.-A.). — The assay of opium and its preparations (Essai de l'opium et de ses préparations). *Pharm. Jour.*, 1905 (4), t. XX, p. 652.

113. Lespleigney. — *De usu pharmaceutices in consarcinandis medicamentis Theobaldo Lepleignio autore*. Lugduni, 1539, pp. 53, 200 et 253.

114. Looff (G.). — Bestimmung des Morphins in Opium (Dosage de la morphine dans l'opium). *Apot. Zeit.*, 1896, t. XI, p. 192.

115. Lucas (E.-W.) et Dick (A.-D.). — Notes on pharmacopœial tinctures (Notes sur les teintures de la pharmacopée). *Pharm. Jour.*, 1905 (4), t. XX, p. 362.

116. Lyons (A.-B.). — Assay processes of the U. S. P. Critical review (Essais de la pharmocpée des Etats-Unis : revue critique). *Proceedings of the American pharmaceutical association*, 1909, p. 372.

117. Mac Donald (A.). — The poppy and opium in Persia (Le pavot et l'opium en Perse). *Am. Jour. Pharm.*, 1896, t. LXVIII, p. 435.

118. Mac Walter (J.-C.). — Some pharmacopœial tinctures (Quelques teintures de la pharmacopée). *Pharm. Jour.*, 1900 (4), t. XI, p. 85.

119. Mallinckrodt (E.) et Dunlap (E.-A.). — Meconic acid in the U. S. P. 1890 assay of opium and certain meconates (Acide méconique dans l'essai de l'opium de la pharmacopée des Etats-Unis de 1890 et quelques méconates). *Journal of the American Chemical Society*, 1905, t. XXVII, p. 946.

120. Mangetus. — *Jo-Jacobi Mangeti Bibliotheca pharmaceutico-medica*. Genève, 1703, pp. 490 à 521.

121. Manlius de Bosco. — *Luminare majus*. Lugduni, 1536, fo. viii, xij, xxxj, xxxvij et xxxviij.

122. Manseau (A.). — Sur l'élixir parégorique. *Bulletin de la Société de pharmacie de Bordeaux*, 1908, t. XLVIII, p. 166.

123. Mansier. — Les teintures alcooliques s'altèrent-elles en vieillissant ? *Centre médical et pharmaceutique*, 1901, par *Rép. Pharm.*, 1901 (3), t. XIII, p. 342.

124. Marcelet (Mme) et Marcelet (A.). — De la dessiccation de l'opium dans le dosage de la morphine, d'après le procédé du Codex. *Bulletin des Sciences Pharmacologiques*, 1910, p. 446.

125. Martin (A.). — Au sujet du dosage de la morphine dans un extrait d'opium. *Journal de pharmacie d'Anvers*, 1907, p. 241.

126. Masson (V.). — Au sujet des opiums manipulés de Smyrne. *Jour. Pharm. et Chim.*, 1905 (6), t. XXI, p. 529.

127. Matthews (H.-E.).— A comparison of Dieterich's processs for the determination of morphine in opium with that of the British pharmacopœia (Comparaison du procédé de Diéterich pour le dosage de la morphine dans l'opium à celui de la Pharmacopée britannique). *Pharm. Jour.*, 1903 (4), t. XVII, p. 149.

128. Meuve (De). — *Dictionnaire pharmaceutique*, Paris, 1689, pp. 373 et 447.

129. Mitlacher (W.) et Wasicky (R.). — Ueber den Pressaft aus unreifen Mohnfrüchten und Opiumgewinnung in Oester-

reich (Sur le suc exprimé du fruit non mûr du pavot et la production de l'opium en Autriche). *Zeitschrift des Allgem. Osterr. Apotheker-Vereins*, 1911, p. 52.

130. Moerk (F.-X.). — Notes on opium assaying (Notes sur l'essai de l'opium). *Am. Jour. Pharm.*, 1897, t. LXIX, p. 343.

131. Möller (H.-J.). — Die Perkolation von Tinctura Opii und Tinctura Opii crocata (La percolation pour la préparation de la teinture d'opium et la teinture d'opium safranée). *Ber. d. Deut. Pharm. Gesell.*, 1909, t. XIX, p. 240.

132. Möller (H.-J.). — Détermination internationale des couleurs. *Compte-rendu du Xe Congrès international de pharmacie*, pp. 161 et 248.

133. Montemartini et Trasciatti. — Sulla determinazione della morfina nell' oppio (Sur le dosage de la morphine dans l'opium). *Gazzetta chimica italiana*, 1897, t. XXVII, pp. 302 à 335.

134. Muschinski (J.-J.). — Essai d'obtention de l'opium dans le jardin botanique de Dorpat (Russie). *Farmaz. Jour.*, 1911, 246, par *Pharmazeutische Zeitung*, 1911, p. 604.

135. Nicolaus Prœpositus. — *Dispensarium magistri Nicolai Prepositi ad aromatarios*. Lyon, 1505, fo. ix, xix, xxiij, xlij, lxxx et lxxxj.

136. Nigrisoli (V.). — Osservazioni alla Farmacopea Ufficiale, 3^a edizione [Laudano] (Observations sur la pharmacopée officielle, 3e édition [Laudanum]) *Bolletino Chimico-Farmaceutico*, 1911, t. L, p. 878.

137. Pancier (F.). — Note sur le dosage de la morphine dans le laudanum de Sydenham (Codex 1908). *Jour. Pharm. et Chim.*, 1910 (7), t. I, p. 586.

138. Pancier (F.). — Sur le dosage de la morphine dans le laudanum de Sydenham (Codex 1908). *Jour. Pharm. et Chim.*, 1910 (7), t. II, p. 266.

139. Paracelse (Aur. Phil. Theophr. Bombast dit Paracelse). — *Opera omnia medico-chemico-chirurgica. Genevæ*, 1658, pp. 492 *b* et 576 *b*.

140. Parker (C.-E.). — Opium assay with use of lead subacetate (Essai de l'opium au moyen du sous-acétate de plomb). *Proceedings of the American pharmaceutical association*, 1907, p. 490.

141. Pearson (W.-A.). — The pharmacopœia from the view point of an analytical worker *Opium* (La pharmacopée au point de vue d'un analyste *Opium*). *Am. Jour. Pharm.*, 1908, t. LXXX, p. 78.

142. Pearson (W.-A.). — Some queries on alkaloidal assay (Quelques recherches sur les dosages d'alcaloïdes). *Am. Jour. Pharm.*, 1911, t. LXXXII, p. 425.

143. Perger (Von). — Ueber quantitative Bestimmung des Morphins im Opium (Sur le dosage quantitatif de la morphine dans l'opium). *Journal für praktische Chemie*, 1884 (2), t XXIX, p. 97.

144. Petit (A. et Albert). — Sur le dosage de l'opium. *Jour. pharm. et chim.*, 1905 (6), t. XXI, p. 107.

Pharmacopées :

145. *British Pharmacopœia* 1867, second reprint with additions, 1874, pp. 123, 229, 263, 322 et 338.

146. *British Pharmacopœia* 1898, pp. 119, 235, 271, 340 et 356.

147. *Codex Medicamentarius sive Pharmacopœa Gallica*, 1818, pp. clvij, ccxix, 9, 101, 122, 136, 142, 178, 180, 181, 182, 290, 385 et 386.

148. *Codex Pharmacopée française* 1837, pp. xxv, xlv, 217, 278, 286, 294, 346, 347, 348, 360 et 440

149. *Codex Medicamentarius Pharmacopée française*, 1866, pp. xxxii à xxxv, 8, 70, 386, 387, 443, 474, 475 et 543.

150. *Codex Medicamentarius Pharmacopée française*, 1884, pp. 6, 66, 391, 420, 451, 522, 548, 560 et 603.

151. *Codex Medicamentarius Gallicus Pharmacopée française*, 1908, pp. 215, 279, 372, 423, 438, 545, 547, 626, 740, 823 et 824.

152. *Deutsches Arzneibuch*, 1910, pp. 170, 198, 308, 383, 385, 408, 489, 532, 533, 535 et 583.

153. *Farmacopea Chilena* (1), 1905, pp. 134, 233, 257, 290, 294, 327 et 328.

(1) La Pharmacopée chilienne a été rédigée par le docteur don F.-P. Borne et le pharmacien docteur don J.-B. Miranda. Approuvée par la Faculté de médecine et de pharmacie du Chili, elle est devenue Pharmacopée officielle à la suite d'un décret du Président de la République.

154. *Farmacopea Oficial Española*, 1905, pp. 14, 294, 378, 438, 484, 591 et 617.

155. *Farmacopea Ufficiale del Regno d'Italia*, 1909, pp. 141, 190, 222, 223, 245, 277, 326 et 398.

156. *Pharmacopea Austriaca*, 1906, pp. 42, 129, 274, 292, 355, 365, 384 et 385.

157. *Pharmacopœa Belgica, Pharmacopée Belge*, 1906, pp. 90, 99, 136, 176, 177, 178, 179 et 249.

158. *Pharmacopoea Helvetica*. Edition française, 1907, pp. 161, 336, 363, 424, 437, 486 et 488.

159. *Pharmacopoea Hungarica* (1), 1909, pp. 40*, 128*, 235*, 255*, 287*, 325* et 326*.

160. *Pharmacopoea Nederlandica*, 1905, pp. 139, 285, 312, 378, 408, 452, 453, 496 et 518.

160 *bis*. *Nederlandsche Pharmacopee*, supplément, 1910, pp. 26, 31, 39, 40 et 41.

161. *Pharmacopœia of the United States of America*, 1905, pp. 33, 34, 50, 69, 144, 259, 329, 330, 370, 474, 475 et 503.

162. *Rossiiskaïa Pharmakopeïa*, 1910, pp. 151, 336, 365, 469, 470. 471 et 556.

163. *Pharmacopœa Schrödero-Hoffmanniana compilavit J.-J. Mangetus*, Coloniæ, 1687, pp. 104, 270, 453 et 520 à 524.

164. *Pharmacopœa Wirtenbergica* (2). Stutgardiæ, 1760, pp. 120 à 121, b. 90 à b. 100, b. 192 et b. 198.

165. *Pharmacopœia Lillensis*. Lillœ, 1640, pp. 36, 81, 106, 113, 140 et 141.

166. *Pharmacopœia Lillensis*. Lillœ, 1694, pp. 29, 40, 69, 108 et 109.

167. *Pharmacopœa jussu senatus Insulensis edita* (3e édition de la pharmacopée de Lille) Insulis Flandrorum, 1772, pp. 88 à 89, 184, 187, 188, 197 et 279.

168. Picard (L.). — Contribution à l'étude du dosage de la morphine dans l'opium. *Thèse doctorat en pharmacie*. Lyon, 1906.

(1) Les chiffres accompagnés d'un astérisque indiquent les pages du texte latin.

(2) Les chiffres accompagnés de la lettre b indiquent les pages de la deuxième partie.

169. Planchon (L.). — *Précis de matière médicale*, 1904, t. I, pp. 247 à 267.

170. Pline. — *Histoire naturelle*, livre XIX, 53, livre XX, 76 et 79.

171. Pouchet. — Leçon d'ouverture du cours de pharmacologie, résumée par Carles (P.). De l'importance des préparations galéniques en thérapeutique. *Rép. Pharm.*, 1901 (3), t. XIII, p. 385.

172. Pouchet. — *Leçons de pharmacodynamie et de matière médicale*, 1901, t. II, pp. 426 à 843.

173. Ranchin (Fr.). — *Œuvres pharmaceutiques*. Lyon, 1624, p. 941.

174. Reichard (C.). — Ueber die quantitative Bestimmung des morphins durch Reduktion mittels Silbernitrates (Sur le dosage de la morphine par réduction du nitrate d'argent). *Chemiker Zeitung*, 1900, t. XXIV, p. 1061.

175. Reichard (C.). — Ueber die quantitative Bestimmung des morphins in Opium durch Chlorsilberrammoniak (Sur le dosage de la morphine au moyen du chlorure d'argent ammoniacal). *Chemiker Zeitung*, 1901, t. XXV, p. 816.

176. Renou (Du). — *Œuvres pharmaceutiques traduites par* Louis de Serres. Lyon, 1624, pp. 16, 24, 81, 186, 396, 485 à 486, 638 à 639 et 770 à 771.

177. Renou (Du). — *Œuvres pharmaceutiques, augmentées puis traduites* par Louys de Serres. Lyon, 1637, pp. 19, 30, 73, 155, 315, 379 à 380, 497 à 498 et 605 à 606.

178. Rivet (J.-B.). — *Dictionnaire raisonné de pharmacie chimique théorique et pratique*, an 12, [1803], t. I, pp. 314, 360 et 367, t. II, pp. 4, 113 et 314.

179. Roux (B.).— Observations sur l'opium indigène. *Jour. pharm. et chim.*, 1855 (3), t. XXVII, p. 186.

180. Sauvageon (G.). — *Traicté chymique contenant les préparations, etc.* Tolose, 1654, pp. 26 et 27.

181. — *Traicté chymique contenant les préparations, etc.* Lyon, 1663, p. 254 du tome II de la pharmacopée de Bauderon (v. n° 10).

182. — *Traitté chymique contenant les préparations, etc.* Lyon, 1681, p. 870 de la pharmacopée de Bauderon (v. n° 11).

183. Schamelhout (A.). — Etude des principes généraux qui doivent présider au titrage des drogues et des préparations

galéniques, dans le but de contribuer à l'unification internationale des méthodes d'analyse des médicaments. *Compte-rendu du Xe Congrès international de pharmacie*, pp. 3 à 12 et 225 à 229.

184. Schidrowitz (Ph.). — Note on Reichard's « silver » methode for the determination of morphine in opium (Note sur la méthode à l'argent de Reichard pour le dosage de la morphine dans l'opium). *The Analyst*, 1902, t. XXVII, p. 117.

185. Sertuerner. — Analyse de l'opium. De la morphine et de l'acide méconique considérés comme parties essentielles de l'opium. *Annales de Chimie et de Physique*, 1817 (2), t. V, p. 21, traduit de *Gilbert's Annalen der Physik*, neue folge, t. XXV, p. 56.

186. Seyler (C.-A.). — Note on the strength of commercial samples of alkaloidal tinctures (Note sur la valeur d'échantillons commerciaux de teintures alcaloïdiques). *Pharm. Jour.*, 1897 (4), t. V, p. 156.

187. Soudeiran (E.). — *Traité de pharmacie*, huitième édition entièrement refondue par Regnauld (M.-J.). Paris, 1875, t. I, pp. 515 et 516, t. II, pp. 81 à 87 et 916.

188. Squire (P.). — The equalization of the strength of official pharmaceutical preparations containing potent drugs (L'uniformisation du pouvoir des préparations pharmaceutiques contenant des drogues actives). *Report of the proceedings of the fifth international pharmaceutical congress*, pp. 44 à 66.

189. Swediaur (F.). — *Pharmacopœia medici pratici universalis.* Paris, 1803, pp. xj, xij, 150, 218, 231, 234, 396 et 445.

190. Sydenham (Th.). — *Thomæ Sydenham, Opera medica*, editio novissima. Venetiis, 1735, pp. 35, 41 et 209.

191. Teschemacher et Denham Smith. — Sur la détermination de la quantité de morphine existant dans l'opium. *Chemical News*, 3 mars 1888, par *Moniteur scientifique*, 1888 (4), t. II, p. 663.

192. Thoms (H.). — Zur Morphinbestimmung im Opium (Dosage de la morphine dans l'opium). *Ber. d. Deut. Pharm. Gesell.*, 1898, t. VIII, p. 124.

193. Thoms (H.). — Ueber Mohnbau und Opium gewinnung (Sur

la culture du pavot et la production de l'opium). *Ber. d. Deut. Pharm. Gesell.*, 1907, t. XVII, pp. 4 à 60.

194. WALDHEIM (A. von). — Projet de pharmacopée internationale. 6e *Congrès international de pharmacie*, pp. 263, 299, 323, 327, 341, 349 et 360.

195. WIEBELITZ (H.). — Zur Bestimmung des Morphins im Opium (Pour le dosage de la morphine dans l'opium). *Apot. Zeit.*, 1911, t. XXVI, p. 824.

196. WILBERT (M.-E.). — International standards. The desirability of developping international uniformity in nomenclature and strengths of widely used medicines (Essais internationaux. L'utilité de développer l'uniformité internationale dans la dénomination et l'activité des médicaments largement employés). *Am. Jour. Pharm.*, 1910, t. LXXXII, p. 305.

197. WOLFGANG, WEICHARD et HADTLINGER (H.). — Toxine de l'opium. *Biochemische Zeitschrift*, 1907, par *Rép. Pharm.*, 1907 (3), t. XIX, p. 503.

198. X. — Opium mitigé ou aponarcotisé. *Rundschau für Pharmazie*, 1893, t. XIX, p. 477, par *Rép. Pharm.*, 1893 (3), t. V, p. 316.

199. X. — Suggestions for pharmacopœia revision (Propositions pour la révision de la pharmacopée). *Pharm. Jour.*, 1911 (4), t. XXXIII, p. 847.

200. X. — International Congress of applied chemistry (Congrès international de chimie appliquée). Washington et New-York, septembre 1912. *The Chemist and Druggist*, 1912, t. II, p. 431.

201. YVON (P.). — Les préparations opiacées d'après la Conférence de Bruxelles. *Jour. Pharm. et Chim.*, 1907 (6), t. XXVI, p. 337.

202. ZIEGLER (J.). — Beitrag zur Bestimmung des spezifischen gewichtes und des Trokenrüchstandes in Tinkturen und Fluidextrakten (Contribution à l'essai des densités et des résidus secs dans les teintures et les extraits fluides). *Apot. Zeit.*, 1911, t. XXVI, p. 868.

203. ZIEGLER (J.). — Beitrag zur Bestimmung des Trockenrückstandes in Drogen (Contribution à l'essai des résidus secs dans les drogues). *Apot. Zeit.*, 1912, t. XXVII, p. 352.

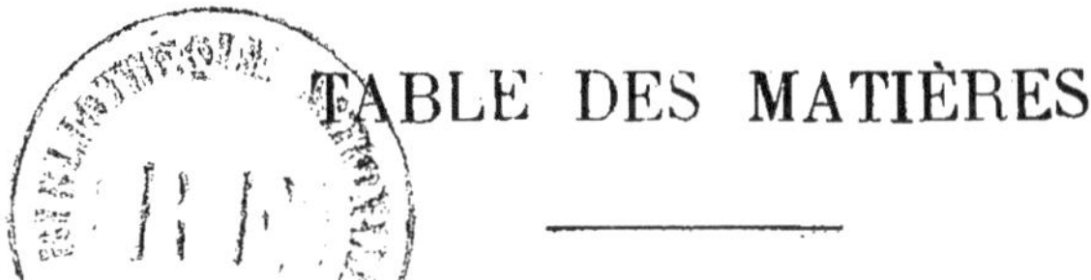

TABLE DES MATIÈRES

www.ingramcontent.com/pod-product-compliance
Ingram Content Group UK Ltd.
Pitfield, Milton Keynes, MK11 3LW, UK
UKHW020248250726
13967UKWH00004B/1575

9 782012 870338